U0197037

全国科学技术名词审定委员会

公　布

肠外肠内营养学名词

CHINESE TERMS IN PARENTERAL AND ENTERAL NUTRITION

2019

医学名词审定委员会
肠外肠内营养学名词审定分委员会

国家自然科学基金资助项目

科 学 出 版 社
北 京

内 容 简 介

　　本书是全国科学技术名词审定委员会审定公布的肠外肠内营养学基本名词,内容包括:总论、基础营养、代谢与平衡、临床应用、基础研究与临床研究5部分,共861条,每条名词均给出了定义或注释。这些名词是科研、教学、生产、经营及新闻出版等部门应遵照使用的肠外肠内营养学规范名词。

图书在版编目(CIP)数据

肠外肠内营养学名词/医学名词审定委员会肠外肠内营养学名词审定分委员会编. —北京:科学出版社,2019.6
ISBN 978-7-03-061631-9

I. ①肠… II. ①医… III. ①临床营养–名词术语 IV. ①R459.3–61

中国版本图书馆 CIP 数据核字(2019)第 114811 号

责任编辑:高素婷　沈红芬　张玉森/责任校对:郑金红
责任印制:李　彤/封面设计:吴霞暖

科学出版社 出版
北京东黄城根北街 16 号
邮政编码:100717
http://www.sciencep.com
北京厚诚则铭印刷科技有限公司 印刷
科学出版社发行各地新华书店经销
*
2019 年 6 月第 一 版　开本:787×1092 1/16
2023 年 5 月第五次印刷　印张:8 1/4
字数:200 000
定价:120.00 元
(如有印装质量问题,我社负责调换)

全国科学技术名词审定委员会
第七届委员会委员名单

特邀顾问：路甬祥　许嘉璐　韩启德
主　　任：白春礼
副 主 任：黄　卫　杜占元　张宏森　李培林　刘　旭　何　雷　何鸣鸿
　　　　　裴亚军
常　　委（以姓名笔画为序）：
　　　　　戈　晨　田立新　曲爱国　刘会洲　沈家煊　宋　军　张　军
　　　　　张伯礼　林　鹏　饶克勤　袁亚湘　高　松　黄向阳　崔　拓
　　　　　康　乐　韩　毅　雷筱云
委　　员（以姓名笔画为序）：
　　　　　卜宪群　王　军　王子豪　王同军　王建军　王建朗　王家臣
　　　　　王清印　王德华　尹虎彬　邓初夏　石　楠　叶玉如　田　森
　　　　　田胜立　白殿一　包为民　冯大斌　冯惠玲　毕健康　朱　星
　　　　　朱士恩　朱立新　朱建平　任　海　任南琪　刘　青　刘正江
　　　　　刘连安　刘国权　刘晓明　许毅达　那伊力江·吐尔干　孙宝国
　　　　　孙瑞哲　李一军　李小娟　李志江　李伯良　李学军　李承森
　　　　　李晓东　杨　鲁　杨　群　杨汉春　杨安钢　杨焕明　汪正平
　　　　　汪雄海　宋　彤　宋晓霞　张人禾　张玉森　张守攻　张社卿
　　　　　张建新　张绍祥　张洪华　张继贤　陆雅海　陈　杰　陈光金
　　　　　陈众议　陈言放　陈映秋　陈星灿　陈超志　陈新滋　尚智丛
　　　　　易　静　罗　玲　周　畅　周少来　周洪波　郑宝森　郑筱筠
　　　　　封志明　赵永恒　胡秀莲　胡家勇　南志标　柳卫平　闻映红
　　　　　姜志宏　洪定一　莫纪宏　贾承造　原遵东　徐立之　高　怀
　　　　　高　福　高培勇　唐志敏　唐绪军　益西桑布　黄清华　黄璐琦
　　　　　萨楚日勒图　龚旗煌　阎志坚　梁曦东　董　鸣　蒋　颖
　　　　　韩振海　程晓陶　程恩富　傅伯杰　曾明荣　谢地坤　赫荣乔
　　　　　蔡　怡　谭华荣

第四届医学名词审定委员会委员名单

主　任：陈　竺

副主任：饶克勤　刘德培　贺福初　郑树森　王　宇　罗　玲

委　员（以姓名笔画为序）：

于　欣　王　辰　王永明　王汝宽　李兆申　杨伟炎

沈　悌　张玉森　陈　杰　屈婉莹　胡仪吉　徐建国

曾正陪　照日格图　魏丽惠

秘书长：张玉森（兼）

肠外肠内营养学名词审定分委员会委员名单

顾　问：孙永华　顾倬云　吴蔚然

主　任：蒋朱明

副主任：于　康　朱明炜　蔡　威　李幼生　张澍田　许静涌

委　员（以姓名笔画为序）：

于健春　王　杨　王化虹　韦军民　方　海　石汉平

伍晓汀　刘子文　刘晓红　江志伟　安友仲　孙大力

杨　剑　李潇潇　吴　江　吴本俨　吴国豪　吴咏冬

吴肇汉　沈珠军　张　明　张　颐　张献娜　陈鄢津

林明灿　周业平　赵维纲　胡铁军　秦环龙　贾晓巍

徐鹏远　崔红元　康维明　韩春茂　路　潜　詹文华

蔡东联

秘　书：许静涌（兼）　李潇潇（兼）

白 春 礼 序

科技名词伴随科技发展而生，是概念的名称，承载着知识和信息。如果说语言是记录文明的符号，那么科技名词就是记录科技概念的符号，是科技知识得以传承的载体。我国古代科技成果的传承，即得益于此。《山海经》记录了山、川、陵、台及几十种矿物名；《尔雅》19篇中，有16篇解释名物词，可谓是我国最早的术语词典；《梦溪笔谈》第一次给"石油"命名并一直沿用至今；《农政全书》创造了大量农业、土壤及水利工程名词；《本草纲目》使用了数百种植物和矿物岩石名称。延传至今的古代科技术语，体现着圣哲们对科技概念定名的深入思考，在文化传承、科技交流的历史长河中作出了不可磨灭的贡献。

科技名词规范工作是一项基础性工作。我们知道，一个学科的概念体系是由若干个科技名词搭建起来的，所有学科概念体系整合起来，就构成了人类完整的科学知识架构。如果说概念体系构成了一个学科的"大厦"，那么科技名词就是其中的"砖瓦"。科技名词审定和公布，就是为了生产出标准、优质的"砖瓦"。

科技名词规范工作是一项需要重视的基础性工作。科技名词的审定就是依照一定的程序、原则、方法对科技名词进行规范化、标准化，在厘清概念的基础上恰当定名。其中，对概念的把握和厘清至关重要，因为如果概念不清晰、名称不规范，势必会影响科学研究工作的顺利开展，甚至会影响对事物的认知和决策。举个例子，我们在讨论科技成果转化问题时，经常会有"科技与经济'两张皮'""科技对经济发展贡献太少"等说法，尽管在通常的语境中，把科学和技术连在一起表述，但严格说起来，会导致在认知上没有厘清科学与技术之间的差异，而简单把技术研发和生产实际之间脱节的问题理解为科学研究与生产实际之间的脱节。一般认为，科学主要揭示自然的本质和内在规律，回答"是什么"和"为什么"的问题，技术以改造自然为目的，回答"做什么"和"怎么做"的问题。科学主要表现为知识形态，是创造知识的研究，技术则具有物化形态，是综合利用知识于需求的研究。科学、技术是不同类型的创新活动，有着不同的发展规律，体现不同的价值，需要形成对不同性质的研发活动进行分类支持、分类评价的科学管理体系。从这个角度来看，科技名词规范工作是一项必不可少的基础性工作。我非常同意老一辈专家叶笃正的观点，他认为："科技名词规范化工作的作用比我们想象的还要大，是一项事关我国科技事业发展的基础设施建设工作！"

科技名词规范工作是一项需要长期坚持的基础性工作。我国科技名词规范工作已经有110年的历史。1909年清政府成立科学名词编订馆，1932年南京国民政府成立国立编译馆，是为了学习、引进、吸收西方科学技术，对译名和学术名词进行规范统一。中华人民共和国成立后，随即成立了"学术名词统一工作委员会"。1985年，为了更好地促进我国科学技术的发展，推动我国从科技弱国向科技大国迈进，国家成立了"全国自然科学名词审定委员会"，主要对自然科学领域的名词进行规范统一。1996年，国家批准将"全国自然科学名词审定委员会"改为"全国科学技术名词审定委员会"，是为了响应科教兴国战略，促进我国由科技大国向科技强国迈进，而将工作范围由自然科学技术领域扩展到工程技术、人文社会科学等领域。科学技术发展到今天，信息技术和互联网技术在不断突进，前沿科技在不断取得突破，新的科学领域在不断产生，新概念、新名词在不断涌现，科技名词规范工作仍然任重道远。

110年的科技名词规范工作，在推动我国科技发展的同时，也在促进我国科学文化的传承。科技名词承载着科学和文化，一个学科的名词，能够勾勒出学科的面貌、历史、现状和发展趋势。我们不断地对学科名词进行审定、公布、入库，形成规模并提供使用，从这个角度来看，这项工作又有几分盛世修典的意味，可谓"功在当代，利在千秋"。

在党和国家重视下，我们依靠数千位专家学者，已经审定公布了65个学科领域的近50万条科技名词，基本建成了科技名词体系，推动了科技名词规范化事业协调可持续发展。同时，在全国科学技术名词审定委员会的组织和推动下，海峡两岸科技名词的交流对照统一工作也取得了显著成果。两岸专家已在30多个学科领域开展了名词交流对照活动，出版了20多种两岸科学名词对照本和多部工具书，为两岸和平发展作出了贡献。

作为全国科学技术名词审定委员会现任主任委员，我要感谢历届委员会所付出的努力。同时，我也深感责任重大。

十九大的胜利召开具有划时代意义，标志着我们进入了新时代。新时代，创新成为引领发展的第一动力。习近平总书记在十九大报告中，从战略高度强调了创新，指出创新是建设现代化经济体系的战略支撑，创新处于国家发展全局的核心位置。在深入实施创新驱动发展战略中，科技名词规范工作是其基本组成部分，因为科技的交流与传播、知识的协同与管理、信息的传输与共享，都需要一个基于科学的、规范统一的科技名词体系和科技名词服务平台作为支撑。

我们要把握好新时代的战略定位，适应新时代新形势的要求，加强与科技的协同发展。一方面，要继续发扬科学民主、严谨求实的精神，保证审定公布成果的权威性和规范性。科技名词审定是一项既具规范性又有研究性，既具协调性又有长期性的综合性工作。在长期的科技名词审定工作实践中，全国科学技术名词审定委员会积累了丰富的经验，形成了一套完整的组织和审定流程。这一流程，有利于确立公布名词的权威性，有利于保证公布名词的规范性。但是，我们仍然要创新审定机制，高质高效地完成科技名词审定公布任务。另一方面，在做好科技名词审定公布工作的同时，我们要瞄准世界科技前沿，服务于前瞻性基础研究。习总书记在报告中特别提到"中国天眼"、"悟空号"暗物质粒子探测卫星、"墨子号"量子科学实验卫星、天宫二号和"蛟龙号"载人潜水器等重大科技成果，这些都是随着我国科技发展诞生的新概念、新名词，是科技名词规范工作需要关注的热点。围绕新时代中国特色社会主义发展的重大课题，服务于前瞻性基础研究、新的科学领域、新的科学理论体系，应该是新时代科技名词规范工作所关注的重点。

未来，我们要大力提升服务能力，为科技创新提供坚强有力的基础保障。全国科学技术名词审定委员会第七届委员会成立以来，在创新科学传播模式、推动成果转化应用等方面作了很多努力。例如，及时为 113 号、115 号、117 号、118 号元素确定中文名称，联合中国科学院、国家语言文字工作委员会召开四个新元素中文名称发布会，与媒体合作开展推广普及，引起社会关注。利用大数据统计、机器学习、自然语言处理等技术，开发面向全球华语圈的术语知识服务平台和基于用户实际需求的应用软件，受到使用者的好评。今后，全国科学技术名词审定委员会还要进一步加强战略前瞻，积极应对信息技术与经济社会交汇融合的趋势，探索知识服务、成果转化的新模式、新手段，从支撑创新发展战略的高度，提升服务能力，切实发挥科技名词规范工作的价值和作用。

使命呼唤担当，使命引领未来，新时代赋予我们新使命。全国科学技术名词审定委员会只有准确把握科技名词规范工作的战略定位，创新思路，扎实推进，才能在新时代有所作为。

是为序。

白春礼

2018 年春

路 甬 祥 序

我国是一个人口众多、历史悠久的文明古国，自古以来就十分重视语言文字的统一，主张"书同文、车同轨"，把语言文字的统一作为民族团结、国家统一和强盛的重要基础和象征。我国古代科学技术十分发达，以四大发明为代表的古代文明，曾使我国居于世界之巅，成为世界科技发展史上的光辉篇章。而伴随科学技术产生、传播的科技名词，从古代起就已成为中华文化的重要组成部分，在促进国家科技进步、社会发展和维护国家统一方面发挥着重要作用。

我国的科技名词规范统一活动有着十分悠久的历史。古代科学著作记载的大量科技名词术语，标志着我国古代科技之发达及科技名词之活跃与丰富。然而，建立正式的名词审定组织机构则是在清朝末年。1909 年，我国成立了科学名词编订馆，专门从事科学名词的审定、规范工作。到了新中国成立之后，由于国家的高度重视，这项工作得以更加系统地、大规模地开展。1950 年政务院设立的学术名词统一工作委员会，以及 1985 年国务院批准成立的全国自然科学名词审定委员会(现更名为全国科学技术名词审定委员会，简称全国科技名词委)，都是政府授权代表国家审定和公布规范科技名词的权威性机构和专业队伍。他们肩负着国家和民族赋予的光荣使命，秉承着振兴中华的神圣职责，为科技名词规范统一事业默默耕耘，为我国科学技术的发展做出了基础性的贡献。

规范和统一科技名词，不仅在消除社会上的名词混乱现象，保障民族语言的纯洁与健康发展等方面极为重要，而且在保障和促进科技进步，支撑学科发展方面也具有重要意义。一个学科的名词术语的准确定名及推广，对这个学科的建立与发展极为重要。任何一门科学(或学科)，都必须有自己的一套系统完善的名词来支撑，否则这门学科就立不起来，就不能成为独立的学科。郭沫若先生曾将科技名词的规范与统一称为"乃是一个独立自主国家在学术工作上所必须具备的条件，也是实现学术中国化的最起码的条件"，精辟地指出了这项基础性、支撑性工作的本质。

在长期的社会实践中，人们认识到科技名词的规范和统一工作对于一个国家的科技发展和文化传承非常重要，是实现科技现代化的一项支撑性的系统工程。没有这样一个系统的规范化的支撑条件，不仅现代科技的协调发展将遇到极大困难，而且在科技日益渗透人们生活各方面、各环节的今天，还将给教育、传播、交流、经贸等多方面带来困难和损害。

全国科技名词委自成立以来，已走过近 20 年的历程，前两任主任钱三强院士和卢嘉锡院士为我国的科技名词统一事业倾注了大量的心血和精力，在他们的正确领导和广大专家的共同努力下，取得了卓著的成就。2002 年，我接任此工作，时逢国家科技、经济飞速发展之际，因而倍感责任的重大；及至今日，全国科技名词委已组建了 60 个学科名词审定分委员会，公布了 50 多个学科的 63 种科技名词，在自然科学、工程技术与社会科学方面均取得了协调发展，科技名词蔚成体系。而且，海峡两岸科技名词对照统一工作也取得了可喜的成绩。对此，我实感欣慰。这些成就无不凝聚着专家学者们的心血与汗水，无不闪烁着专家学者们的集体智慧。历史将会永远铭刻着广大专家学者孜孜以求、精益求精的艰辛劳作和为祖国科技发展做出的奠基性贡献。宋健院士曾在 1990 年全国科技名词委的大会上说过："历史将表明，这个委员会的工作将对中华民族的进步起到奠基性的推动作用。"这个预见性的评价是毫不为过的。

科技名词的规范和统一工作不仅仅是科技发展的基础，也是现代社会信息交流、教育和科学普及的基础，因此，它是一项具有广泛社会意义的建设工作。当今，我国的科学技术已取得突飞猛进的发展，许多学科领域已接近或达到国际前沿水平。与此同时，自然科学、工程技术与社会科学之间交叉融合的趋势越来越显著，科学技术迅速普及到了社会各个层面，科学技术同社会进步、经济发展已紧密地融为一体，并带动着各项事业的发展。所以，不仅科学技术发展本身产生的许多新概念、新名词需要规范和统一，而且由于科学技术的社会化，社会各领域也需要科技名词有一个更好的规范。另一方面，随着香港、澳门的回归，海峡两岸科技、文化、经贸交流不断扩大，祖国实现完全统一更加迫近，两岸科技名词对照统一任务也十分迫切。因而，我们的名词工作不仅对科技发展具有重要的价值和意义，而且在经济发展、社会进步、政治稳定、民族团结、国家统一和繁荣等方面都具有不可替代的特殊价值和意义。

最近，中央提出树立和落实科学发展观，这对科技名词工作提出了更高的要求。我们要按照科学发展观的要求，求真务实，开拓创新。科学发展观的本质与核心是以人为本，我们要建设一支优秀的名词工作队伍，既要保持和发扬老一辈科技名词工作者的优良传统，坚持真理、实事求是、甘于寂寞、淡泊名利，又要根据新形势的要求，面向未来、协调发展、与时俱进、锐意创新。此外，我们要充分利用网络等现代科技手段，使规范科技名词得到更好的传播和应用，为迅速提高全民文化素质做出更大贡献。科学发展观的基本要求是坚持以人为本，全面、协调、可持续发展，因此，科技名词工作既要紧密围绕当前国民经济建设形势，着重开展好科技领域的学科名词审定工作，同时又要在强调经济社会以及人与自然协调发展的思想指导下，开展好社会科学、文化教育和资源、生态、环境领域的科学名词审定工作，促进各个学科领域的相互融合和共同繁荣。科学发展观非常注重可持续发展的理念，因此，我们在不断丰富和发展已建立的科技名词体系的同时，还要进一步研究具有中国特色的术语学理论，以创建中国的术语学派。研究和建立中国特色的术语学理论，也是一种知识创新，是实现科技名词工作可持续发展的必由之路，我们应当为此付出更大的努力。

当前国际社会已处于以知识经济为走向的全球经济时代，科学技术发展的步伐将会越来越快。我国已加入世贸组织，我国的经济也正在迅速融入世界经济主流，因而国内外科技、文化、经贸的交流将越来越广泛和深入。可以预言，21世纪中国的经济和中国的语言文字都将对国际社会产生空前的影响。因此，在今后10到20年之间，科技名词工作就变得更具现实意义，也更加迫切。"路漫漫其修远兮，吾将上下而求索"，我们应当在今后的工作中，进一步解放思想，务实创新、不断前进。不仅要及时地总结这些年来取得的工作经验，更要从本质上认识这项工作的内在规律，不断地开创科技名词统一工作新局面，做出我们这代人应当做出的历史性贡献。

2004年深秋

卢嘉锡序

科技名词伴随科学技术而生，犹如人之诞生其名也随之产生一样。科技名词反映着科学研究的成果，带有时代的信息，铭刻着文化观念，是人类科学知识在语言中的结晶。作为科技交流和知识传播的载体，科技名词在科技发展和社会进步中起着重要作用。

在长期的社会实践中，人们认识到科技名词的统一和规范化是一个国家和民族发展科学技术的重要的基础性工作，是实现科技现代化的一项支撑性的系统工程。没有这样一个系统的规范化的支撑条件，科学技术的协调发展将遇到极大的困难。试想，假如在天文学领域没有关于各类天体的统一命名，那么，人们在浩瀚的宇宙当中，看到的只能是无序的混乱，很难找到科学的规律。如是，天文学就很难发展。其他学科也是这样。

古往今来，名词工作一直受到人们的重视。严济慈先生 60 多年前说过，"凡百工作，首重定名；每举其名，即知其事"。这句话反映了我国学术界长期以来对名词统一工作的认识和做法。古代的孔子曾说"名不正则言不顺"，指出了名实相副的必要性。荀子也曾说"名有固善，径易而不拂，谓之善名"，意为名有完善之名，平易好懂而不被人误解之名，可以说是好名。他的"正名篇"即是专门论述名词术语命名问题的。近代的严复则有"一名之立，旬月踟蹰"之说。可见在这些有学问的人眼里，"定名"不是一件随便的事情。任何一门科学都包含很多事实、思想和专业名词，科学思想是由科学事实和专业名词构成的。如果表达科学思想的专业名词不正确，那么科学事实也就难以令人相信了。

科技名词的统一和规范化标志着一个国家科技发展的水平。我国历来重视名词的统一与规范工作。从清朝末年的科学名词编订馆，到 1932 年成立的国立编译馆，以及新中国成立之初的学术名词统一工作委员会，直至 1985 年成立的全国自然科学名词审定委员会(现已改名为全国科学技术名词审定委员会，简称全国名词委)，其使命和职责都是相同的，都是审定和公布规范名词的权威性机构。现在，参与全国名词委领导工作的单位有中国科学院、科学技术部、教育部、中国科学技术协会、国家自然科学基金委员会、新闻出版署、国家质量技术监督局、国家广播电影电视总局、国家知识产权局和国家语言文字工作委员会,这些部委各自选派了有关领导干部担任全国名词委的领导,有力地推动科技名词的统一和推广应用工作。

全国名词委成立以后,我国的科技名词统一工作进入了一个新的阶段。在第一任主任委员钱三强同志的组织带领下,经过广大专家的艰苦努力,名词规范和统一工作取得了显著的成绩。1992 年三强同志不幸谢世。我接任后,继续推动和开展这项工作。在国家和有关部门的支持及广大专家学者的努力下,全国名词委 15 年来按学科共组建了 50 多个学科的名词审定分委员会,有 1800 多位专家、学者参加名词审定工作,还有更多的专家、学者参加书面审查和座谈讨论等,形成的科技名词工作队伍规模之大、水平层次之高前所未有。15 年间共审定公布了包括理、工、农、医及交叉学科等各学科领域的名词共计 50 多种。而且,对名词加注定义的工作经试点后业已逐渐展开。另外,遵照术语学理论,根据汉语汉字特点,结合科技名词审定工作实践,全国名词委制定并逐步完善了一套名词审定工作的原则与方法。可以说,在 20 世纪的最后 15 年中,我国基本上建立起了比较完整的科技名词体系,为我国科技名词的规范和统一奠定了良好的基础,对我国科研、教学和学术交流起到了很好的作用。

在科技名词审定工作中,全国名词委密切结合科技发展和国民经济建设的需要,及时调整工作方针和任务,拓展新的学科领域开展名词审定工作,以更好地为社会服务、为国民经济建设服务。近些年来,又对科技新词的定名和海峡两岸科技名词对照统一工作给予了特别的重视。科技新词的审定和发布试用工作已取得了初步成效,显示了名词统一工作的活力,跟上了科技发展的步伐,起到了引导社会的作用。两岸科技名词对照统一工作是一项有利于祖国统一大业的基础性工作。全国名词委作为我国专门从事科技名词统一的机构,始终把此项工作视为自己责无旁贷的历史性任务。通过这些年的积极努力,我们已经取得了可喜的成绩。做好这项工作,必将对弘扬民族文化,促进两岸科教、文化、经贸的交流与发展做出历史性的贡献。

科技名词浩如烟海,门类繁多,规范和统一科技名词是一项相当繁重而复杂的长期工作。在科技名词审定工作中既要注意同国际上的名词命名原则与方法相衔接,又要依据和发挥博大精深的汉语文化,按照科技的概念和内涵,创造和规范出符合科技规律和汉语文字结构特点的科技名词。因而,这又是一项艰苦细致的工作。广大专家学者字斟句酌,精益求精,以高度的社会责任感和敬业精神投身于这项事业。可以说,全国名词委公布的名词是广大专家学者心血的结晶。这里,我代表全国名词委,向所有参与这项工作的专家学者们致以崇高的敬意和衷心的感谢!

审定和统一科技名词是为了推广应用。要使全国名词委众多专家多年的劳动成果——规范名词,成为社会各界及每位公民自觉遵守的规范,需要全社会的理解和支持。国务院和 4 个有关部委〔国家科委(今科学技术部)、中国科学院、国家教委(今教育部)和新闻出版署〕已分别于 1987 年和 1990 年行文全国,要求全国各科研、教学、生产、经营以及新闻出版等单位遵照使用全国名词委审定公布的名词。希望社会各界自觉认真地执行,共同做好这项对于科技发展、社会进步和国家统一极为重要的基础工作,为振兴中华而努力。

值此全国名词委成立 15 周年、科技名词书改装之际,写了以上这些话。是为序。

2000 年夏

钱 三 强 序

科技名词术语是科学概念的语言符号。人类在推动科学技术向前发展的历史长河中，同时产生和发展了各种科技名词术语，作为思想和认识交流的工具，进而推动科学技术的发展。

我国是一个历史悠久的文明古国，在科技史上谱写过光辉篇章。中国科技名词术语，以汉语为主导，经过了几千年的演化和发展，在语言形式和结构上体现了我国语言文字的特点和规律，简明扼要，蓄意深切。我国古代的科学著作，如已被译为英、德、法、俄、日等文字的《本草纲目》、《天工开物》等，包含大量科技名词术语。从元、明以后，开始翻译西方科技著作，创译了大批科技名词术语，为传播科学知识，发展我国的科学技术起到了积极作用。

统一科技名词术语是一个国家发展科学技术所必须具备的基础条件之一。世界经济发达国家都十分关心和重视科技名词术语的统一。我国早在 1909 年就成立了科学名词编订馆，后又于 1919 年中国科学社成立了科学名词审定委员会，1928 年大学院成立了译名统一委员会。1932 年成立了国立编译馆，在当时教育部主持下先后拟订和审查了各学科的名词草案。

新中国成立后，国家决定在政务院文化教育委员会下，设立学术名词统一工作委员会，郭沫若任主任委员。委员会分设自然科学、社会科学、医药卫生、艺术科学和时事名词五大组，聘请了各专业著名科学家、专家，审定和出版了一批科学名词，为新中国成立后的科学技术的交流和发展起到了重要作用。后来，由于历史的原因，这一重要工作陷于停顿。

当今，世界科学技术迅速发展，新学科、新概念、新理论、新方法不断涌现，相应地出现了大批新的科技名词术语。统一科技名词术语，对科学知识的传播，新学科的开拓，新理论的建立，国内外科技交流，学科和行业之间的沟通，科技成果的推广、应用和生产技术的发展，科技图书文献的编纂、出版和检索，科技情报的传递等方面，都是不可缺少的。特别是计算机技术的推广使用，对统一科技名词术语提出了更紧迫的要求。

为适应这种新形势的需要，经国务院批准，1985 年 4 月正式成立了全国自然科学名词审定委员会。委员会的任务是确定工作方针，拟定科技名词术语审定工作计划、实施方案和步骤，组织审定自然科学各学科名词术语，并予以公布。根据国务院授权，委员会审定公布的名词术语，科研、教学、生产、经营以及新闻出版等各部门，均应遵照使用。

全国自然科学名词审定委员会由中国科学院、国家科学技术委员会、国家教育委员会、中国科学技术协会、国家技术监督局、国家新闻出版署、国家自然科学基金委员会分别委派了正、副主任担任领导工作。在中国科协各专业学会密切配合下，逐步建立各专业审定分委员会，并已建立起一支由各学科著名专家、学者组成的近千人的审定队伍，负责审定本学科的名词术语。我国的名词审定工作进入了一个新的阶段。

这次名词术语审定工作是对科学概念进行汉语订名，同时附以相应的英文名称，既有我国语言特色，又方便国内外科技交流。通过实践，初步摸索了具有我国特色的科技名词术语审定的原则与方法，以及名词术语的学科分类、相关概念等问题，并开始探讨当代术语学的理论和方法，以期逐步建立起符合我国语言规律的自然科学名词术语体系。

统一我国的科技名词术语，是一项繁重的任务，它既是一项专业性很强的学术性工作，又涉及亿万人使用习惯的问题。审定工作中我们要认真处理好科学性、系统性和通俗性之间的关系；主科与副科间的关系；学科间交叉名词术语的协调一致；专家集中审定与广泛听取意见等问题。

汉语是世界五分之一人口使用的语言，也是联合国的工作语言之一。除我国外，世界上还有一些国家和地区使用汉语，或使用与汉语关系密切的语言。做好我国的科技名词术语统一工作，为今后对外科技交流创造了更好的条件，使我炎黄子孙，在世界科技进步中发挥更大的作用，做出重要的贡献。

统一我国科技名词术语需要较长的时间和过程，随着科学技术的不断发展，科技名词术语的审定工作，需要不断地发展、补充和完善。我们将本着实事求是的原则，严谨的科学态度做好审定工作，成熟一批公布一批，提供各界使用。我们特别希望得到科技界、教育界、经济界、文化界、新闻出版界等各方面同志的关心、支持和帮助，共同为早日实现我国科技名词术语的统一和规范化而努力。

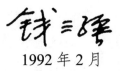

1992 年 2 月

前　言

医学名词的重要性，学术界早有共识，虽然从 1961 年起有外科代谢与营养基础研究，1978 年起就有肠外营养临床应用的全国大会报告，但肠外肠内营养学名词在国内还是第一次正式编写。中国肠外肠内营养学的发展遵循转化医学 T1、T2、T3 三个阶段。T1 转化阶段是从实验室到临床；T2 转化阶段是在临床实践中更大范围地研究其临床有效性及患者是否受益；T3 转化阶段除研究患者是否受益外，还要对该技术的成本、效果等指标进行卫生经济评估，推广后将提高医疗服务质量，使患者获益。

中华医学会肠外肠内营养学分会（CSPEN）2008 年、欧洲肠外肠内营养学会（ESPEN）2003 年和美国肠外肠内营养学会（ASPEN）2011 年的专业指南分别提出给患者应用肠外肠内营养支持疗法需要从营养风险筛查开始，加营养评定的一部分或全部内容，然后合理干预，从而可能改善患者结局，使患者受益。然而，美国肠外肠内营养学会 2011 指南的"营养风险"是指"发生营养不良的风险"，而中华医学会肠外肠内营养学会 2008 指南和欧洲肠外肠内营养学会 2003 指南是指"发生不良结局的风险"，中国和欧洲的更加符合"规范应用、患者受益"的主旨。因此，审定规范肠外肠内营养学名词确有必要。

2005 年 3 月，受全国科学技术名词审定委员会和中华医学会医学名词审定委员会的委托，成立了肠外肠内营养学名词审定分委员会。拟定选词原则、审定条例，组织国内部分肠外肠内营养学专家及部分基层医院代表，组成编写工作小组，组织了多次"共识会议"和"名词工作坊"，在中国医学科学院医学信息研究所的帮助下，工作小组对肠外肠内营养学有关名词进行了检索、筛选、分析、考证和征求意见等大量工作。于 2008 年 3 月完成初审稿件呈交中华医学会医学名词办公室。根据全国科学技术名词审定委员会的相关规定，初审稿件送由中华医学会肠外肠内营养学分会推荐的、分布于全国各地的 30 位相关专家进行审阅。根据审稿意见再次修改，于 2012 年 11 月上报全国科学技术名词审定委员会复审。

全国科学技术名词审定委员会委托孙永华、顾倬云两位资深专家对上报稿进行了复审。对复审中提出的意见，分委员会再次经过大量的检索考证工作，结合近年来行业发展前沿，统一认识，疏解争论，达成共识并做了妥善处理。于 2016 年 5 月上报全国科学技术名词审定委员会主任审核批准，予以预公布，并在全国科学技术名词审定委员会网站及媒体公示征求社会意见，预公布期限为 1 年。2017 年末，分委员会根据反馈意见对预公布稿再次修改，于 2018 年底呈报全国科学技术名词审定委员会主任审核批准，予以正式公布。

在数年的审定工作中得到了肠外肠内营养学界专家和学者的高度关注与热情支持，还得到了全国科学技术名词审定委员会和中华医学会医学名词审定委员会的支持与指导，并提出许多宝贵的意见和有益的建议，在此一并深表谢意。鉴于名词编写、审定工作要求高、难度大，因而对名词的定名和定义难免会有不当之处，殷切希望学界同仁多提宝贵意见，以便今后再版时进一步修订，使之日臻完善。

肠外肠内营养学名词审定分委员会

2018 年 12 月

编 排 说 明

一、本书公布的是肠外肠内营养学名词，共 861 条。对每条名词均给出了定义或注释。

二、全书分 5 部分：总论、基础营养、代谢与平衡、临床应用、基础研究与临床研究。

三、正文按汉文名词所属学科的相关概念体系排列。汉文名后给出了与该词概念相对应的英文名。

四、每个汉文名都附有相应的定义或注释。定义一般只给出基本内涵，注释则扼要说明其特点。当一个汉文名有不同概念时，则用（1）、（2）等表示。

五、一个汉文名对应几个英文名同义词时，英文词之间用“，”分开。

六、凡英文词的首字母大、小写均可时，一律小写；英文除必须用复数者，一般用单数形式。

七、“[ ]”中的字使用时可省略。

八、主要异名和释文中的条目用楷体表示。“全称”“简称”是与正名等效使用的名词；“又称”为非推荐名，只在一定范围内使用；“俗称”为非学术用语；“曾称”为被淘汰的旧名。

九、书末所附的英汉索引按英文字母顺序排列；汉英索引按汉语拼音顺序排列。所示号码为该词在正文中的序码。索引中带“*”者为规范名的异名和释文中出现的条目。

目 录

01. 总　　论

01.001　肠外肠内营养学 parenteral and enteral nutrition
研究肠外肠内营养基础理论与临床实践的学科。

01.002　营养学 nutrition, nutriology
研究人体代谢与营养素之间的关系，以及营养成分在人体内分布、运输、消化吸收、代谢等方面的学科。

01.003　临床营养学 clinical nutrition
根据营养学原理，研究通过肠外与肠内途径，为患者提供适当的、比较全面的营养素，为维持患者生命、治疗或缓解某些疾病，为其他治疗措施提供条件以改善临床效果，对有适应证患者加速康复，改善临床结局，患者受益的学科。

01.004　分子营养学 molecular nutrition
营养学与分子生物学原理和技术有机结合而产生的一门边缘学科。主要研究营养素与基因之间的相互作用。从分子水平上证实营养现象，更重要的是从分子水平上探索营养现象的内在机制。

01.005　营养素 nutrient
可给人体提供能量、构成人体和组织修复，以及具有生理调节功能的物质。人体必需营养素主要有蛋白质、脂质、糖类、维生素、无机盐、水和膳食纤维七大类，还包含许多非必需营养素。

01.006　宏量营养素 macronutrient
蛋白质、糖类和脂质在营养素分类上的统称。是能量营养素。

01.007　微量营养素 micronutrient
无机盐和维生素在营养素分类上的统称。

01.008　必需营养素 essential nutrient
人体内不能合成或合成不足，必须从食物中获得的营养素。

01.009　半必需营养素 semiessential nutrient
人体自身可以充分合成，但特殊情况下需外源性补给的营养素。如谷氨酰胺等。

01.010　非必需营养素 nonessential nutrient
人体内可合成，不一定由食物供给的营养素。

01.011　药理营养素 pharmaconutrient
在应激状态下，具有调节免疫功能、调理炎症反应状态、维护肠黏膜屏障与影响内分泌功能等特殊作用的营养素。如谷氨酰胺、谷氨酰胺双肽和 ω-3 脂肪酸等。

01.012　营养 nutrition
人体消化、吸收、利用食物或营养物质的过程。即人类从外界获取食物满足自身生理需要的过程。包括摄取、消化、吸收和体内利用(代谢)等。

01.013　营养风险 nutritional risk
因营养有关因素对患者临床结局(如感染相关并发症、理想和实际住院日、质量调整生命年、生存期等)产生不利影响的风险。不是指发生营养不良的风险。应用营养风险筛查 2002(NRS 2002)工具评分 ≥3 分来判断。对有营养风险患者或已经有营养不良(营养不足)的患者，应结合临床制定营养支持方案。

01.014 营养不良风险 malnutrition risk
发生营养不良的风险。不涉及临床结局。

01.015 营养筛查 nutritional screening
应用营养筛查工具判断患者营养相关风险的过程。是营养支持的第一步。包括应用营养风险筛查 2002(NRS 2002)工具进行的营养风险筛查、应用微型营养评定简表(MNA-SF)工具进行的营养不良风险筛查等。现仅NRS 2002 工具得到的营养风险具有与患者临床结局相关的循证医学证据。

01.016 营养风险筛查 nutritional risk scree-
ning, NRS
应用营养风险筛查 2002(NRS 2002)工具来判断患者是否具有营养风险,了解是否需要制订营养支持计划的过程。

01.017 营养风险筛查 2002 nutritional risk
screening 2002, NRS 2002
营养风险筛查的工具。由营养状态受损评分、疾病严重程度评分和年龄评分三方面组成。当总评分≥3 分时为有营养风险,即有营养干预的指征。适用于成年住院患者,住院后 24 h 内完成,对于无风险患者,如住院时间较长,可在住院后 1 周再次筛查。该工具由丹麦的康卓普(J. Kondrup)牵头的专家组基于 12 篇文献开发(其中 10 篇随机对照研究,2 篇非随机对照研究),利用10 篇文献(9 篇随机对照研究,1 篇观察性研究)为评分基准,通过对 128 篇随机对照研究的回顾性有效性验证,指出营养支持可以改善有营养风险患者的临床结局。于2002 完成并在欧洲肠外肠内营养学会(ESPEN)年会报告,2003 年正式发表。2004年经过中华医学会肠外肠内营养学分会筹备组应用中国人资料进行体重指数(BMI)切割点汉化后试用。2008 年写入中华医学会肠外肠内营养学临床诊疗指南,2013 年

成为中华人民共和国卫生部行业标准,2017 年成为国家医疗保险目录肠外肠内营养用药医保支付的基本条件。

01.018 营养状态受损评分 score of impaired
nutritional status
营养风险筛查 2002(NRS 2002)工具中的一部分。包括 4 个等级：0 分,正常营养状态；1 分,3 个月内体重丢失 5%或食物摄入比正常需要量下降 25%～50%；2 分,2 个月内体重丢失 5%或前一周食物摄入比正常需要量下降 50%～75%；3 分,1 个月内体重丢失 5%(3 个月内体重下降 15%)或前一周食物摄入比正常需要量降低 75%～100%或体重指数(BMI)<18.5 kg/m^2 并伴有一般情况差。应用时选取最高分。由于尚缺乏国内体重指数相关数据,因此与欧洲原始发表文献相比,在 1 分和 2 分的评分中未应用体重指数数值,在 3 分的评分中应用中国人数据,即<18.5 kg/m^2。

01.019 疾病严重程度评分 disease severity
score, DSS
营养风险筛查 2002(NRS 2002)工具中的一部分。是本次住院的主要疾病及其状态。近似于疾病对患者营养需求的改变。包括 3 个等级：1 分,髋关节骨折、慢性疾病有急性并发症(慢性阻塞性肺疾病、肝硬化)、长期血液透析、糖尿病、一般恶性肿瘤；2 分,腹部大手术、脑卒中、重度肺炎、血液恶性肿瘤；3 分,颅脑损伤(中重度昏迷)、骨髓移植、急性生理学和慢性健康状况评价Ⅱ(APACHEⅡ)评分>10 分的重症监护患者。选取最高分。临床应用时无法对每一种疾病进行分类,可由营养支持团队的医师、营养师、护师、药师与患者的主管医师合作,按照患者的疾病严重程度、结合对蛋白质需求情况,进行判断。可参考患者对于营养的需求,如 1 分,因慢性病的并发症入院,但不

卧床，蛋白质需求增加，通过膳食或口服营养补充可满足；2 分，因疾病导致卧床，如手术、严重感染等，蛋白质需求增加但可满足，很多时候需通过人工营养满足；3 分，重症患者，蛋白质需求显著增加，无法通过人工营养完全满足，但通过营养支持可延缓蛋白质分解及氮丢失。

01.020　急性生理学和慢性健康状况评价Ⅱ
　　　　acute physiology and chronic health
　　　　evaluation Ⅱ, APACHE Ⅱ
1985 年由美国学者克瑙斯(W. A. Knaus)等提出的现临床上应用最广泛的疾病严重度评分方法。由急性生理改变、慢性健康状况和年龄评分三部分组成，包括十二项常规监测的生理指标，加上年龄和既往健康等状况。每项评分根据入院第一个 24 h 测定值进行评定，生理指标正常者为 0 分，高于或低于正常值都有加分，积分越高病情越重，结局也越差。

01.021　年龄评分　score of age
营养风险筛查 2002(NRS 2002)工具中的一部分。对患者年龄进行评分。≥70 岁为 1 分，否则为 0 分。

01.022　营养不良通用筛查工具　malnutrition
　　　　universal screening tool, MUST
主要通过体重指数(BMI)、体重改变及急性疾病影响三部分来筛查社区人群营养不良发生率的一种营养不良筛查工具。由英国肠外肠内营养学会营养不良咨询组 2003 年推荐用于社区的营养筛查，由英国剑桥大学的伊利亚(M. Elia)牵头制定。

01.023　微型营养评定简表　mini-nutritional
　　　　assessment short-form, MNA-SF
微型营养评定的简化量表。属于营养筛查工具，而不是评定工具。2001 年美国学者鲁本

斯坦(L. Rubenstein)将微型营养评定量表的 18 条项目与评分结果进行相关性分析得出的 6 条相关性最强的项目，包括:体重指数、体重下降、急性疾病或应激、卧床、精神状态及食欲下降或进食困难。其总分 14 分,>11 分确定为营养不良，≤11 分为正常。其与微型营养评定量表有良好的相关性。多用于老年人的营养不良筛查。

01.024　营养风险指数　nutritional risk index,
　　　　NRI
一种在国内未进行临床验证的营养筛查工具。尚无重要学术机构推荐。计算公式为: NRI = [1.489 × 血清白蛋白浓度(g/L)] + [41.7 × (目前体重/既往体重)]。既往体重定义为疾病前 6 个月或更长时间内的稳定体重，如果目前体重与既往体重比值>100%，则应用 100%。NRI > 100 表示无营养不良，97.5～100 表示轻度营养不良，83.5～97.5 表示中度营养不良，<83.5 表示重度营养不良。

01.025　体重　body weight
称量得到的身体重量。是营养情况评定中最简单又重要的指标。单纯体重指标对营养的意义不大，通常采用实际体重占理想体重的百分比及实际体重占病前体重百分比来表示。

01.026　体重指数　body mass index, BMI
又称"体质[量]指数"。体重(kg)除以身高(m)的平方得出的数值。结合一般情况差，是评定营养不良重要指标之一。是一个以身体体重为主的判断营养状况的指标。应用中国学者陈春明提出的标准，中国成人正常范围为 18.5～23.9 kg/m^2, 24.0～27.9 kg/m^2 为超重，≥28.0 kg/m^2 为肥胖，<18.5 kg/m^2 为低体重。如<18.5 kg/m^2 用于营养不良评定，需伴有一般情况差，因社会上存在低体重的健康人群。

01.027 营养评定 nutritional assessment
又称"营养不良评定(malnutrition assessment)""营养不足评定(undernutrition assessment)"。对有营养风险的住院患者进一步了解其营养状况的过程。目的在于开具营养用药处方、评定(诊断)营养不良及实施后监测。由营养支持小组(医师、护师、营养师、药师组成)成员独立或合作完成,包括两个步骤:①病史中与营养不良评定(诊断)相关的部分,脏器功能中的肝肾功能、血糖、血脂、血清电解质及酸碱平衡指标等。该部分是住院患者常规采集内容,是制定营养支持疗法计划、开具营养处方及实施后监测的必要内容。②若患者是否需要营养支持疗法仍有疑问,或从评定(诊断)营养不良的要求出发,按2018年9月全球领导人发起的营养不良(Global Leadership Initiative on Malnutrition, GLIM)评定标准共识进行评定(诊断)。即在表现型指标与病因型指标中,至少各自具有1项阳性者可评定(诊断)为营养不良。

01.028 表现型指标 phenotypic criteria
体重指数(BMI)低于 18.5 kg/m^2,伴有一般情况差、体重显著降低、肌肉量减少等表现的状态。

01.029 病因型指标 etiologic criteria
食物摄入减少或吸收障碍,存在急性疾病/创伤或慢性疾病相关的炎症状态。

01.030 主观全面评定 subjective global assessment, SGA
又称"主观整体评定"。营养评定的量表化评定工具之一。1984年由加拿大学者德茨基(A. Detsky)提出。1987年发表的主观全面营养评定工具内容包括体重改变、饮食改变、胃肠道症状、机体功能异常、身体测量等。通过询问患者、主观评价的方法,将结果分

为营养良好、轻–中度营养不良和重度营养不良3个等级。可用于住院患者的营养评定。2018年9月全球领导人发起的营养不良(GLIM)评定标准共识不推荐此量表用于营养不良评定(诊断)。

01.031 患者参与的主观全面评定 patient-generated subjective global assessment, PG-SGA
在主观全面评定(SGA)基础上发展起来的,1994年由美国学者奥特里(F. D. Ottery)提出,与SGA类似,但有患者自我评定和医务人员评定两部分。其内容有7个方面:体重、摄食情况、症状、活动和身体功能、疾病与营养需求的关系、代谢方面的需求和体格检查。前4个方面由患者自己评定,后3个方面由医务人员评定。结果包括营养不良的定性评定和分级评定。适用于住院患者,多用于肿瘤患者。2018年9月全球领导人发起的营养不良(GLIM)评定标准共识不推荐此量表用于营养不良评定(诊断)。

01.032 微型营养评定 mini-nutritional assessment, MNA
1994年由瑞士学者吉戈(Y. Guigoz)提出的一种营养量表化评定工具。其内容包括人体测量、整体评价、膳食评价及主观评价4部分,共18条。通过量化的方法,综合评价患者的营养状态。根据不同的评分,其结论包括了营养状态良好、存在发生营养不良风险及已经有营养不良。2018年9月全球领导人发起的营养不良(GLIM)评定标准共识不推荐此量表用于营养不良评定(诊断)。

01.033 营养不良 malnutrition
又称"营养不足(undernutrition)"。由于摄入不足或利用障碍引起能量或营养素缺乏的状态。进而导致人体组成改变,生理和精神功能下降,有可能导致不良临床结局。经

由营养不良评定可以确定，目前缺乏国际统一的诊断标准。根据发生原因可分为 4 种类型：第一类是由饥饿引起的原发性营养不良，可以作为独立的疾病诊断；第二类是由各种疾病或治疗引起的继发性营养不良，作为疾病的并发症诊断及处理；第三类是年龄相关营养不良，包括肌肉减少症；第四类是以上原因的不同组合引起的混合型。

01.034　饥饿相关营养不良　starvation-related malnutrition
又称"原发性营养不良 (primary malnutrition)"。一种没有炎症反应的慢性饥饿引起的营养不良。如神经性厌食，人体合成及分解代谢均下降，以脂肪丢失为主。增加营养摄入即可完全逆转脂肪和瘦体重的减少，避免不良临床结局。

01.035　疾病相关营养不良　disease-related malnutrition
又称"继发性营养不良 (secondary malnutrition)"。由于肿瘤组织等产生的细胞因子和其他原因的炎症细胞因子，导致蛋白质合成功能受损、瘦体重减少等营养不良的状态。疾病的严重程度直接影响营养支持疗法的效果，如晚期肿瘤患者的营养不良很难靠营养支持疗法得到改善。如果能减少疾病影响或疾病逐步治愈，则营养支持疗法可恢复其改善结局的功能。可分为急性疾病相关营养不良和慢性疾病相关营养不良。

01.036　急性疾病相关营养不良　acute disease-related malnutrition
严重的急性炎症反应(如严重感染、烧伤、创伤等)引起的一种疾病相关营养不良。病理生理特征为静息能量消耗升高，分解代谢加速，瘦体重(氮)丢失增加。营养支持的目的是维护重要器官功能，保护宿主反应。单纯的营养支持只能部分逆转或预防肌肉蛋白质丢失。

01.037　慢性疾病相关营养不良　chronic disease-related malnutrition
轻度、中度慢性炎症反应(如慢性器官功能不全、恶性肿瘤、风湿性关节炎等)引起的一种疾病相关营养不良。病理生理特征介于饥饿相关营养不良和急性疾病相关营养不良之间。营养支持的目的是支持性的，可有效地促进药物的治疗效果。

01.038　能量缺乏型营养不良　energy malnutrition
又称"消瘦型营养不良 (marasmus)""单纯饥饿型营养不良""成人干瘦型营养不良 (adult marasmus)"。因热量摄入不足，脂肪、肌肉严重消耗，血浆白蛋白显著降低，但免疫力和伤口愈合能力及短期应激能力尚完好的一种营养不良类型。

01.039　蛋白质缺乏型营养不良　protein malnutrition
又称"水肿型营养不良 (Kwashiorkor)""低蛋白血症型营养不良 (hypoprotein malnutrition)""内脏蛋白消耗型营养不良 (visceral protein analosis malnutrition)"。因蛋白质摄入不足，脂肪储备与肌肉块在正常范围之内，内脏蛋白质与淋巴细胞计数显著下降，表现为机体免疫功能受损、伤口愈合延迟、外周组织水肿和腹水的一种营养不良类型。

01.040　蛋白质–能量营养不良　protein-energy malnutrition, PEM
又称"混合型营养不良 (mixed marasmus and visceral malnutrition, marasmic Kwashiorkor)"。因蛋白质、糖类、脂肪等营养素缺乏或摄入不足、丢失过多、利用障碍等因素造成的营养不足状态。从病因来说，其由饥饿相关营养不良、疾病相关营养不良及年龄相关营养不良任意组合而成。极易发生感染相关并发症，增加死亡等不良临床结局。常见于晚期肿瘤、消化道瘘、消化道梗阻、老年患者。

01.041 慢性营养不良 chronic malnutrition, chronic undernutrition

因蛋白质–能量摄入不足而引起的营养不良。常见于慢性疾病或长期饥饿的患者，临床表现为严重的脂肪和肌肉消耗，但免疫力、伤口愈合能力短期内尚好，早中期食欲尚好。发生于婴幼儿时则出现生长发育延缓。一般营养不良以慢性为多，但进食急剧下降也可以导致营养不良，后者对营养支持的效果更好，体现在可以改善结局。

01.042 恶病质 cachexia

又称"恶液质"。因饥饿或疾病造成严重人体耗竭的状态。病理生理学特征是摄入食物减少、营养素代谢异常和肌肉萎缩。可能给疾病的临床结局带来不利影响。

01.043 肌[肉减]少症 sarcopenia

由于进行性、广泛性骨骼肌量减少、肌力下降伴有人体功能下降的一类综合征。与运动能力减弱、生活质量下降及死亡率增加等不良结局的风险升高相关。

01.044 衰弱 frailty

通常是指由于多系统累积损伤，储备能力显著下降，人体对应激易感性增加、抗应激能力减退的一种非特异性状态。美国学者弗里德(L. Fried)提出衰弱综合征的 5 类表现：①不明原因体重下降；②疲劳感；③无力；④ 行走速度下降；⑤躯体活动能力降低。上述表现仅涵盖了生理维度的概念，实质上，这个概念包括躯体、心理、社会等多个维度。慢性的全身炎症反应被认为是其直接或间接发生的病理生理学基础。虽然通过补充比较全面的营养素、有阻力肌肉运动等干预有一定的减轻可能，但仍待高质量的临床研究结果支持。

01.045 营养过剩 overnutrition

营养素(特别是能量)超过正常生长发育及代谢需求的一种营养不良状态。包括超重、肥胖等。

01.046 超重 overweight

介于正常和肥胖间的身体状态。通常以体重指数(BMI)作为判断标准。中国学者陈春明提出的标准为体重指数为 $24.0\sim27.9$ kg/m²。

01.047 肥胖 obesity

体内脂肪积聚过多导致的一种状态。常因过多摄食或人体代谢发生改变而导致体内脂肪积聚过多，体重增加，并引起病理生理方面的改变。中国学者陈春明提出的标准为体重指数≥28.0 kg/m²。

01.048 继发性肥胖 secondary obesity

由某些疾病或药物导致的肥胖。常由内分泌代谢病、遗传疾病或应用激素类药物等引起。

01.049 肌少症性肥胖 sarcopenic obesity, SO

肌少症与肥胖共存的临床状态。在这种状态下，身体的瘦体重与脂肪含量失衡。其与不良的临床结局相关。

01.050 人体测量 anthropometric measurement, anthropometry

对身高、体重、皮褶厚度、臂围、腰围、臀围、握力、小腿围等指标的测定。除身高、体重、握力等指标以外，2018 年 9 月全球领导人发起的营养不良(GLIM)评定标准共识不推荐用以上测量资料来评定(诊断)营养不良。

01.051 人体组成评定 body composition assessment, BCA

又称"身体成分评定"。对构成体重的体脂、总体水和瘦体重的量与比例进行的测定。早年用稳定同位素重水稀释法直接测人的总体水，推算总体脂肪。临床常用方法为生物电阻抗分析法和双能 X 射线吸收法。

01.052 生物电阻抗[分析]法 bioelectrical impedance analysis, BIA
一种利用生物组织与器官的电特性及其变化规律测定身体组成的方法。借助置于体表的电极向被测者输入单频率或多频率的微小电流，检测相应的电阻抗及其变化，获取相关的身体成分信息。具有无创、操作简单的特点，但不如双能 X 射线吸收法准确。

01.053 双能 X 射线吸收法 dual energy X-ray absorptiometry, DEXA
根据不同能量的 X 射线通过人体组织时的衰减和吸收状况，测定人体骨骼无机盐、体脂和瘦体重含量的方法。

01.054 体脂 body fat
人体组成中脂肪组织的总称。为人体内能量的主要储存组织。中国正常成年男性体脂占体重的 15%～18%，女性占 25%～28%。

01.055 脂肪组织 adipose tissue, fat mass
主要由大量脂肪细胞群集构成的一种结缔组织。薄层疏松结缔组织将聚集成团的脂肪细胞分隔成小叶。根据脂肪细胞结构和功能的不同，可分为两类：黄色脂肪和棕色脂肪。黄色脂肪主要分布在皮下、网膜和肠系膜等处，是脂肪储存、保持体温和参与代谢的主要形式；棕色脂肪在成人极少，主要存在于新生儿。

01.056 瘦体重 lean body mass, LBM
又称"瘦体组织""瘦肉体""去脂体重(fat-free mass, FFM)"。人体除脂肪组织以外的骨骼、肌肉、内脏器官及神经、血管等成分的重量。

01.057 总体水 total body water
人体内所含水分的总量。通常采用稳定同位素重水稀释法、多频生物电阻抗等方法进行测定。在肠外肠内营养支持中属于人体成分的内容之一。

01.058 体表面积 body surface area, BSA
人体各个部位表面积之和。可由身高和体重推算得出。

01.059 总体氮 total body nitrogen
身体内所含氮元素的总量。

01.060 总体钾 total body potassium
身体内所含钾元素的总量。可用 ^{42}K 作示踪物，经稀释法来测定。目标是测量总体水及其成分。

01.061 炎症因子 inflammatory factor
参与炎症反应的各种细胞因子。主要有肿瘤坏死因子-α(TNF-α)、白介素-1β(IL-1β)、白介素-6(IL-6)、转化生长因子-β(TGF-β)等。这类炎症因子阻碍肠外肠内营养支持提供的营养素合成人体组织，导致营养不良情况无法明显改善，如晚期癌症患者的营养不良情况。

01.062 肌力 muscle strength
肌肉收缩时所产生的最大力量。是人体随意运动能力的基础。

01.063 握力 grip strength, GS
用握力计测出的握手力量的大小。是反映肌肉状况的人体测量指标。

01.064 肌力测定 muscle strength test
通过专门设备对受试者在主动运动时肌肉和肌群产生的最大收缩力量进行的测定。

01.065 六分钟步行试验 six-minute walking

test, 6MWT
在体力可耐受并且无症状的前提下，尽快步行 6 min 或 12 min 并记录行走的最长距离的试验。是运动能力评定的简易方法。

01.066 皮褶厚度 skinfold thickness
一种通常在肱三头肌、肱二头肌、肩胛下和髂嵴上测定的皮下脂肪厚度。虽然是人体测量的一个指标，但不能准确反映总体脂肪量。

01.067 三头肌皮褶厚度 triceps skinfold thickness, TSF
肩峰和尺骨鹰嘴连线的上臂中点上 1 cm 处的皮下脂肪厚度。是人体测量的一个指标。不能准确反映总体脂肪量。

01.068 上臂[中]围 mid-arm circumference, MAC
上臂自然下垂情况下用卷尺测量肩峰和尺骨鹰嘴连线中点处的周径。其结果不能准确反映肌肉、骨骼、体液和脂肪组织在体内的总成分。

01.069 上臂[中]肌围 mid-arm muscle circumference, MAMC
上臂中点的肌肉周径。可由上臂围换算求得：上臂肌围(cm)=上臂围(cm) - 3.14 × 三头肌皮褶厚度(cm)。是人体测量的一个指标，不能准确反映体内蛋白质储存水平。

01.070 腰围 waist circumference
经脐点水平面的腰部围长。世界卫生组织推荐采用最低肋骨下缘与髂嵴最高点连线的中点作为测量点，被测者取直立位在平静呼气状态下，用软尺水平环绕于测量部位，松紧应适度，测量过程中避免吸气，并应保持软尺各部分处于水平位置所测得的值。

01.071 营养支持疗法 nutrition support the-
rapy
简称"营养支持(nutrition support)"。经肠内或肠外途径为不能正常进食的患者提供适宜营养素的方法。使人体获得营养素，保证新陈代谢正常进行，抵抗或修复疾病侵袭进而改善患者的临床结局，如降低感染性并发症发生率、减少住院时间等，患者受益。包括营养补充、营养支持和营养治疗三部分内容。在提供的方式上，临床实际应用中包括肠外营养、肠内营养和口服营养补充等。

01.072 营养支持团队 nutritional support team, NST
又称"营养支持小组"。由医师、护士(师)、营养师、药师组成的多学科支持小组。一般均以临床医师为组长(或兼任)。在国际上附属于胃肠外科、消化内科、内分泌科、麻醉科或重症医疗科先例。对患者进行营养风险筛查、营养评定，结合临床具体情况制订营养支持计划，实施规范的营养支持疗法，以期改善患者结局。按照临床指南，还需要密切随诊、检查处理并发症等。该团队工作可以使营养支持的并发症发生率下降、临床效果改进，患者受益。

01.073 循证营养支持 evidence-based nutrition support
基于最新的临床研究证据、医务人员临床经验、患者的实际状况和意愿三个方面，以患者受益为目标指导下的营养支持。包括摄入途径、剂量、营养素种类和配比等，即营养支持方法和内容的制定，有循证医学的依据。

01.074 营养诊疗 nutrition care
从筛查评定开始，贯彻营养支持治疗方案，尽可能达到及时、有效、安全的要求及动态观察的过程。

01.075 营养干预 nutritional intervention

根据营养筛查和必要评定结果，对具有营养风险或营养不足的目标人群制订营养支持计划并实施的过程。包括营养咨询、强化膳食及人工营养等。

01.076　人工营养　artificial nutrition
在各种原因导致无法进食或较长时间经口摄入不能满足人体生理需要的情况下，通过置管方式，经消化道或静脉途径，为患者实施的营养支持。主要是指肠外肠内营养。

01.077　外科营养　surgical nutrition
营养支持在外科患者中的应用。医学史上对肠外肠内营养的一种总称。源于肠外肠内营养相关研究和应用均由外科医师开始，外科患者最先受益。

01.078　医学营养疗法　medical nutrition therapy, MNT
用适当方式给予合理营养干预的医学疗法。一般指肠外肠内营养支持疗法。

01.079　静脉高营养　intravenous hyperalimentation
20 世纪 60 年代由美国外科医师达德里克（S. Dudrick）提出。在全肠外营养应用于临床的早期，学界对全肠外营养认识不足，甚至有过误导，以为营养素给得越多越好，这也是不重视营养代谢基础知识的后果。20 世纪 70 年代在中国发生过许多起高血糖高渗透压性昏迷，导致患者健康受损。1975 年国际国内均开始纠正此名词，1978 年全国外科会议正式报告中已经使用"静脉营养"，1979 年起正式使用"肠外营养"。

01.080　肠外营养　parenteral nutrition, PN
又称"静脉营养（intravenous nutrition, IVN）"。通过胃肠外（静脉）途径为人体代谢需要提供基本营养素的营养支持疗法。主要适用于肠内营养不能满足人体代谢需求或不宜给予肠内营养的各类患者，也可与肠内营养联合应用。1967 年美国学者达德里克（S. Dudrick）、威尔莫尔（D. Wilmore）等在美国外科年会报告实验室和临床应用研究结果；1978 年中国学者蒋朱明、朱预等在中国外科年会报告 46 例重症患者应用肠外营养的效果与并发症；20 世纪 80 年代中后期，国内逐步推广并发展。进入 21 世纪后，临床应用的患者人数明显增长，但在各个不同临床领域的应用情况很不一致，在某些科室有过度应用倾向，在某些科室则应用不足。如何选择目标患者，是临床规范应用、患者受益的实际需要。

01.081　全肠外营养　total parenteral nutrition, TPN
患者需要的基本营养素均经静脉途径输入、不经胃肠道摄入的一种营养支持方法。

01.082　补充性肠外营养　supplementary parenteral nutrition, SPN
又称"部分肠外营养（partial parenteral nutrition, PPN）"。当肠内营养无法满足能量的目标需求量（≤60%）时，通过静脉途径补充所需营养素的一种营养支持方法。多用于重症患者。

01.083　肠内营养　enteral nutrition, EN
又称"肠内喂养（enteral feeding）"。通过胃肠道途径为人体提供代谢所需营养素的营养支持方法。与肠外营养比较，具有符合生理状态、维护肠屏障功能、减少代谢并发症、改善临床结局、节约医疗费用等优点，但不能替代肠外营养。

01.084　全肠内营养　total enteral nutrition, TEN

通过管饲途径为无法进食但胃肠道有功能的患者提供营养素的营养支持方法。

01.085　早期肠内营养　early enteral nutrition, EEN
手术、创伤或进入重症监护室 72 h（有人定为 48 h 或 24 h）内开始实施的肠内营养方法。这是由于各种外科手术后的胃肠道麻痹通常仅限于胃和结肠，对小肠的运动和消化吸收功能影响较少，术后恢复可能较快，48 h 内多数患者小肠就可能接受一定量的营养物质的输入。

01.086　管饲肠内营养　enteral tube feeding, ETF
通过鼻胃或鼻肠途径或经胃或空肠等有创造口方式留置导管，为需要接受肠内营养的患者提供营养的方法。

01.087　管饲　tube feeding, TF
通过导管将患者所需的流质食物、水等注入胃肠道进行肠内营养的方法。分为鼻胃管饲、鼻肠管饲、胃造口管饲、空肠造口管饲等。临床上使用的管饲制剂多为工业化生产的无菌液体制剂，也有可以现配现用的粉剂。自然液体饮食和自行加工后的液体饮食也可作为管饲的内容物，但后者有黏稠易堵管等缺点。

01.088　少量肠内喂养　minimal enteral feeding, MEF
早期、低容量、低能量的肠内喂养方法。常用于有坏死性小肠结肠炎风险的早产儿。目的不是提供足够的生长所需能量，而是营养肠黏膜。

01.089　胃内喂养　gastric feeding
经鼻胃管或胃造口管输入肠内营养制剂的营养支持方法。

01.090　口服营养补充　oral nutritional supplement, ONS
当膳食提供的能量、蛋白质等营养素在目标需求量的 50%～75% 时，应用肠内营养制剂或特殊医学用途配方食品进行口服补充的一种营养支持方法。通常提供 300～900 kcal/d，提供方式包括餐间补充或小口啜饮。目的是改善营养状态、生活质量和临床结局。

01.091　低剂量肠内营养　low-volume enteral nutrition
又称"滋养型肠内营养(trophic enteral nutrition)""滋养型喂养(trophic feeding)"。以 10～20 kcal/h 或 10～30 ml/h 的输注速度，且每天总量少于 500 kcal 给予患者的肠内营养供给方式。多用于危重症患者的早期营养支持。其目的在于维持肠道微生态稳定，保护肠黏膜屏障。

01.092　允许性低摄入　permissive underfeeding
又称"允许性摄入不足""低热量营养支持(hypocaloric nutritional support)"。为减缓重症患者的代谢负荷，减少代谢并发症及降低对器官功能的损害，短期给予较低剂量营养素(每日能量 15～20 kcal/kg)的一种部分营养支持。

01.093　低热卡喂养　hypocaloric feeding
人体处于急性应激状态时给予人体的 10～20 kcal/kg 总热量的低热卡营养支持方式。以求在提供营养支持的同时避免加重代谢紊乱，以达到与常规营养支持相同的氮平衡状态。低热卡营养支持的关键之一是提供足够的蛋白质，一般建议 1.5～2 g/kg 体重。

01.094　过度喂养　overfeeding
摄入或补充的营养物质超过人体所需的营养支持。

01.095 家庭营养支持 home nutritional support, HNS

家庭肠外营养和家庭肠内营养的总称。在专门医生和护士指导下，继续维持或改善居家患者营养状况，提高生活质量，节省医疗费用。

01.096 家庭肠外营养 home parenteral nutrition, HPN

在专业营养支持团队的指导下，对需要长期依赖肠外营养支持的特殊患者，在家中接受营养支持疗法。可维持或改善患者的营养状况、提高生活质量、恢复家庭生活，并可节省医疗费用。

01.097 家庭肠内营养 home enteral nutrition, HEN

对病情平稳而需要肠内营养的患者，继续在医生和护士指导下，在家中进行营养支持的方法。该技术相对简单，接受定期随访和维护，对生活影响较小，有利于提高生活质量，并可节省医疗费用。

01.098 临床结局 clinical outcome

评价患者是否从某种治疗方法中受益的指标。包括感染性并发症发生率、死亡率、住院时间、质量调整生命年等。国内近年有少量已经发表的高质量证据显示，对有营养风险的患者给予合理的营养支持，可能降低感染性并发症发生率，可能减少住院时间，改善患者临床结局，使患者受益。但国内对"规范应用、患者受益"相关的临床研究太少，需要更多的、更大范围的多中心临床研究结果支持。

02. 基 础 营 养

02.01 能 量

02.001 能量 energy

维持生命所需的从外界摄入的自由能。人体主要从食物中的糖类(碳水化合物)、脂肪和蛋白质中获得。常用计量单位为焦耳、卡和千卡等。

02.002 焦[耳] joule

能量、热量和功的国际单位制单位。符号 J。1 J 即用 1 N 的力使 1 kg 物体在力的方向移动 1 m 所需要的能量。1 J=0.2389 cal。

02.003 千焦 kilojoule

能量、热量和功的国际单位制单位。符号 kJ。1 kJ=1000 J。

02.004 兆焦 megajoule

能量、热量和功的国际单位制单位。符号 MJ。1 MJ=1000 kJ。

02.005 卡[路里] calorie

能量、热量的非国际单位制单位。符号 cal。1 cal 即将 1 g 纯水在 1 标准大气压下由 14.5℃提升到 15.5℃时所需的热量。1 cal=4.18 J。

02.006 千卡 kilocalorie

又称"大卡"。能量、热量的非国际单位制单位。符号 kcal。1 kcal 即将 1000 g 纯水在 1 标准大气压下由 14.5℃提升到 15.5℃时所需的热量。1 kcal=1000 cal。

02.007 能量系数 energy coefficient

每克产能营养素在体内氧化所产生的能量值。糖类、蛋白质为 4.0 kcal,脂肪为 9.0 kcal。

02.008 能量需要量 energy requirement

维持人体正常生理功能所需要的能量。

02.009 基础需要量 basal requirement
预防临床可察知的功能损伤所需要的营养素量。是人体正常生长和发育所必需的。人体组织内很少或没有此种营养素储存,短期膳食供给量不足即会造成营养缺乏。

02.010 能量消耗 energy expenditure, EE
人体进行生命活动所消耗的能量。主要用于生长发育、维持基础代谢、体力活动和食物热效应等。

02.011 总能量消耗 total energy expenditure
每日的能量消耗总和。包括基础能量消耗、活动代谢消耗和食物热效应。三者分别约占总量的70%、20%和10%。

02.012 基础能量消耗 basal energy expenditure, BEE
人体在安静和恒温条件下(一般 18~25℃),禁食 12 h 后,静卧、放松而又清醒时的能量消耗。即维持基础代谢所消耗的能量。可根据年龄、身高和体重计算,也可以用仪器测量。

02.013 哈里斯–本尼迪克特公式 Harris-Benedict formula
根据身高、体重、年龄及性别来计算健康人体基础能量消耗的方法。女性:$BEE(kcal/d)=655+9.6W+1.8H-4.7A$;男性:$BEE(kcal/d)=66+13.7W+5.0H-6.8A$。式中 W 为体重(kg); H 为身高(cm); A 为年龄(岁)。

02.014 活动代谢消耗 activity metabolic expenditure, AME
人体活动时消耗的能量。

02.015 可测量能量消耗 measurable energy expenditure
用仪器测得的人体活动时消耗的能量。

02.016 食物热效应 thermic effect of food, TEF
又称"食物特殊动力作用(food specific dynamic action)"。在进食中或进食后 1 h 内,由于摄取食物引起人体能量消耗量的额外增加现象。进餐后几小时内发生的超过静息代谢率的能量消耗。

02.017 非运动性活动产热 non-exercise activity thermogenesis, NEAT
又称"非运动性日常活动热效应"。人体在日常活动中,如站立、行走,甚至紧张等情况下消耗的能量。

02.018 体力活动 physical activity
人体能够消耗能量的活动。如劳动、运动等。

02.019 无氧呼吸 anaerobic respiration
人体在无氧条件下进行的呼吸。包括底物氧化及能量产生的代谢过程。

02.020 有氧呼吸 aerobic respiration
人体在氧气参与下,通过酶的催化作用,将糖类等有机物彻底氧化分解,产生二氧化碳和水,同时释放出大量能量的过程。

02.021 非蛋白质热卡 non-protein calorie, NPC
除蛋白质外,糖类、脂肪等氧化过程中生成的能量。在外科肠外营养支持中一直使用此值,但肠内营养制剂标准中,又把蛋白质产生能量合计在内,这不适于肠外肠内营养中的能量含义。

02.022 热氮比 energy nitrogen ratio
又称"能氮比"。营养制剂中非蛋白质热卡(kcal)与氮(g)的比值。

02.023 呼吸商 respiratory quotient, RQ
营养物质氧化过程中生成的二氧化碳与所消耗的氧量的容积比值。

02.024 非蛋白质呼吸商 non-protein respiratory quotient, NPRQ
营养物质中除蛋白质外物质氧化过程中生成的二氧化碳量与消耗氧量的容积比值。

02.025 食欲 appetite
人想要进食的生理需求。是人由于文化背景不同而对食物有所偏好的一种生理现象。伴有或者不伴有饥饿感。

<h2 style="text-align:center">02.02 糖 类</h2>

02.026 糖类 carbohydrate
又称"碳水化合物"。具有多羟基醛或多羟基酮的非芳香类分子特征物质的统称。是生命和各种运动过程的重要能源。依水解状况，可分为 3 类：单糖、寡糖和多糖；也可依据其他原则分类，如根据其功能基团分为醛糖和酮糖。

02.027 单糖 monosaccharide
不能水解成更小分子的最简单的糖类分子。若进一步分解，便失去糖的性质。是各种寡糖和多糖的基本组成单位，每分子含 3～6 个碳原子。按碳原子数可分为丙糖、丁糖、戊糖、己糖、庚糖、辛糖及壬糖。对人体最为重要的是葡萄糖、果糖和半乳糖。

02.028 寡糖 oligosaccharide
又称"低聚糖"。由 2～10 个单糖以糖苷键连接而构成的糖的统称。是仅能水解成少数（2～10 个）单糖分子的糖类分子。根据单糖数目分为二糖、三糖、四糖等。具有营养意义的寡糖是二糖。

02.029 多糖 polysaccharide
由>10 个单糖分子脱水缩合并通过糖苷键彼此连接而成的高分子聚合物。是可水解为多个单糖分子的糖。一般不溶于水，无甜味，不形成结晶，无还原性。包括糖原、淀粉、氨基聚糖(如透明质酸)和纤维素。

02.030 戊糖 pentose
又称"五碳糖"。由 5 个碳原子组成的单糖。最常见的有核糖、木糖和阿拉伯糖等。

02.031 核糖 ribose
主要以 D 型形式存在于自然界中的最重要的一种戊糖。是核糖核酸(RNA)的主要组分，并出现在许多核苷和核苷酸及其衍生物中。

02.032 木糖 xylose
多以木聚糖的形式广泛存在于植物中的一种戊糖。自然界中无游离的木糖存在，经常以吡喃环的形式存在，这种形式的木糖与吡喃型的葡萄糖非常相似。

02.033 阿拉伯糖 arabinose
又称"果胶糖"。广泛存在于植物中的一种戊糖。通常与其他单糖结合，以杂多糖的形式存在于胶质、半纤维素、果胶酸、细菌多糖及某些糖苷中。有 8 种立体异构体，常见的为 β-L-阿拉伯糖和 β-D-阿拉伯糖。有类似蔗糖的甜味，但甜度只有其一半左右，其溶解度低于蔗糖。酸、热度稳定。

02.034 己糖 hexose
又称"六碳糖"。由 6 个碳原子组成的单糖。包括葡萄糖、半乳糖等。

02.035 葡萄糖 glucose
人体最重要的糖类能源。是一种己醛糖。1 g 葡萄糖经有氧氧化可提供 4 kcal 能量。可被人体大部分细胞利用，包括中枢和周围神经系统、红细胞及用于组织修复。以糖原形式储存在肝脏和骨骼肌中。当肝脏糖原储备耗尽时，人体可利用氨基酸(主要是丙氨酸)、甘油和乳酸等非糖物质进行合成，这一过程通过糖异生途径实现。

02.036 葡[萄]糖苷酸 glucuronide
葡萄糖醛酸与其他化合物以糖苷键形成的化合物。是许多毒性化合物的生物转化方式。

02.037 葡[萄]糖苷酶 glucosidase
催化水解葡萄糖苷键的酶。

02.038 葡萄糖浆 glucose syrup
以淀粉为原料在酶或酸的作用下产生的一种淀粉糖浆。主要成分为葡萄糖、麦芽糖、麦芽三糖、麦芽四糖等。

02.039 果糖 fructose
一种最为常见的己酮糖。是葡萄糖的同分异构体。存在于蜂蜜、水果中，和葡萄糖结合构成日常食用的蔗糖。虽然其代谢不依靠胰岛素，升糖指数低，但其在肝脏内可通过果糖激酶代谢，易产生乳酸。不当使用可引起危及生命的乳酸性酸中毒，遗传性果糖不耐受症患者使用可能有致命的危险。

02.040 半乳糖 galactose
多存在于奶制品或甜菜中的一种单糖。其与葡萄糖共同构成哺乳动物乳汁中的乳糖。

02.041 甘露糖 mannose
一种与 D–葡萄糖相似的己醛糖。与葡萄糖相比，两者是 C-2 位的差向异构体。见于各种糖蛋白的 N–糖链组分中。

02.042 二糖 disaccharide
又称"双糖"。由 2 个单糖分子通过糖苷键连接而形成的一种寡糖。如蔗糖、乳糖、麦芽糖等。

02.043 蔗糖 sucrose
由葡萄糖和果糖通过异头体羟基缩合而形成的非还原性二糖。即普通食糖，具有甜味。

02.044 乳糖 lactose
由半乳糖通过 α-1,4–糖苷键连接葡萄糖而形成的二糖。在自然界中仅存在于哺乳动物乳汁中，故得名。

02.045 麦芽糖 maltose
由 2 分子葡萄糖通过 α-1,4–糖苷键相连而成的二糖。为还原性糖，是构成淀粉的基本单位。淀粉经酶催化水解，尤其是在 β 淀粉酶的作用下，产生大量麦芽糖。

02.046 糖醇 alditol
单糖分子的醛基或酮羰基被还原成羟基，使糖转化而成的多元醇。是单糖的重要衍生物。常见的有山梨糖醇、木糖醇、麦芽糖醇等。

02.047 山梨糖醇 sorbitol
由葡萄糖经醛糖还原酶作用生成的醇。其代谢不引起血糖升高，可作为糖尿病患者食品的甜味剂和营养剂。

02.048 木糖醇 xylitol
存在于多种水果、蔬菜中的五碳醇。其甜度与蔗糖相当，是人体糖类代谢的正常中间体。在体内的代谢不依赖胰岛素参与，能够直接透过细胞膜参与糖代谢，其产能与葡萄糖相当，也会因酵解产生乳酸。因其可直接以原型经由肾脏排泄，故临床应用不当会引起肾功能不全、代谢性酸中毒等严重并发症。

02.049 麦芽糖醇 maltitol
麦芽糖氢化而得到的糖醇。可作为功能性甜味剂用于心血管病、糖尿病等患者的保健食品中，不能被口腔微生物利用，有防龋齿作用。

02.050　乳糖酶　lactase
使乳糖水解为葡萄糖和半乳糖的酶。在乳糖的消化吸收中起重要作用。先天性或继发性乳糖酶缺陷可致乳糖消化吸收不良。

02.051　半乳糖基转移酶　galactosyltransferase
催化从核苷二磷酸半乳糖中将活性半乳糖残基转移给糖基受体分子的酶。如乳糖合酶、N-乙酰氨基乳糖合酶、木糖基蛋白 4-β-半乳糖基转移酶，分别催化半乳糖基由尿苷二磷酸-半乳糖转移至葡萄糖、乙酰氨基葡糖和 O-β-D-木糖基蛋白。

02.052　乳果糖　lactulose
在肠内被细菌水解变成乳酸和乙酸，降低肠内 pH 值，阻止肠道产氨及氨的吸收，同时还具有二糖的渗透活性的一种合成二糖。可使水、电解质等保留在肠道而产生高渗效果，可降低血氨并有缓泻作用。常用于肝性脑病的治疗。

02.053　棉子糖　raffinose
由半乳糖、果糖和葡萄糖结合而成的一种非还原三糖。属于蔗糖的衍生产物，是在蔗糖结构中的葡萄糖 C-6 位以 α-1,6-糖苷键结合了 1 分子半乳糖而成。在植物中广泛存在。

02.054　水苏糖　stachyose, lupeose
由半乳糖、葡萄糖和果糖构成的非还原四糖。属于蔗糖的衍生产物，棉子糖的同系物。是在蔗糖结构中的葡萄糖 C-6 位以 α-1,6-糖苷键结合了 6 分子半乳糖而成。在植物中广泛存在。

02.055　淀粉　starch

由 D-葡萄糖单体组成的同聚物。包括直链淀粉和支链淀粉两种类型，为植物中糖类的主要贮存形式。

02.056　淀粉酶　amylase
能水解淀粉、糖原和有关多糖中的 O-葡萄糖键的酶。

02.057　木薯淀粉　cassava starch, tapioca starch
从木薯中提取的淀粉类物质。其中支链淀粉占 80%，在肠内营养中有益于血糖控制。

02.058　果胶　pectin
植物中的一种酸性多糖。细胞壁中的一个重要组分。最常见的结构是胞壁中的α多聚半乳糖醛酸。此外，还有鼠李糖等其他单糖共同组成的果胶类物质。

02.059　膳食纤维　dietary fiber
一种不易被人体消化的糖类。对胃肠道的结构和功能有显著影响，包括：①增加粪便量，使粪便在肠道的平均通过时间缩短；②被肠道细菌降解而产生短链脂肪酸，从而增强钠的吸收，促进结肠上皮增殖，作为能量代谢的产物，增加结肠血流，刺激自主神经系统及增加胃肠激素产量等。

02.060　可溶性膳食纤维　soluble dietary fiber
在小肠内不能消化，在结肠可以被细菌酵解的一类可溶于水的非淀粉多糖。主要包括菊糖、果胶等。具有被酵解为短链脂肪酸供应结肠黏膜能量和维持结肠黏膜功能，延缓胃排空，减慢糖的吸收以控制血糖，与脂肪酸结合以调节血脂等功能。

02.061　不溶性膳食纤维　insoluble dietary fiber
在小肠不能消化，在结肠中不能被酵解的一

类不溶于水的非淀粉多糖。主要包括纤维素、半纤维素和木质素等。能吸收水分，软化粪便，增加粪便的体积，以刺激肠蠕动，加速排便，预防肠癌发生。

02.03 蛋 白 质

02.062 蛋白质 protein
以氨基酸为单位组成的一类重要的生物大分子。通常是指由五六十个及以上氨基酸组成的化合物。是生命的物质基础，具有构成和修复组织、调节生理功能、供能等作用。

02.063 完全蛋白质 complete protein
所含必需氨基酸种类齐全、数量充足、比例适当，非必需氨基酸组成合理的蛋白质。

02.064 半完全蛋白质 partially complete protein, semicomplete protein
所含必需氨基酸种类齐全，但有的数量不足、比例不当的蛋白质。可维持生命，但不能促进生长发育。

02.065 不完全蛋白质 incomplete protein
所含必需氨基酸种类不全，既不能维持生命，也不能促进生长发育的一类蛋白质。如胶原蛋白。

02.066 单纯蛋白质 simple protein
又称"简单蛋白质"。只含由氨基酸组成的肽链，不含有其他成分，水解最终产物也只有氨基酸的蛋白质。

02.067 缀合蛋白质 conjugated protein
又称"结合蛋白质"。含有一定的非肽成分（如金属离子、脂质、糖类或核酸）的蛋白质。其中的非肽成分可松散或紧密地与多肽链相结合。

02.068 粗蛋白质 crude protein
含氮物质的总称。

02.069 参考蛋白质 reference protein
与人体氨基酸模式最接近的蛋白质。用于评价其他食物蛋白质营养价值的标准食物蛋白质。常用鸡蛋蛋白质和人乳蛋白质。

02.070 氨基酸 amino acid
在脂肪碳链上同时存在氨基和羧基的化合物。根据氨基与末端羧基的距离，可分为 α、β、γ、ω 氨基酸等类型。参与蛋白质合成的常见的是 20 种 L 构型 α 氨基酸。

02.071 必需氨基酸 essential amino acid, EAA
人体内不能合成或合成不足，必须由食物供给的氨基酸。包括亮氨酸、异亮氨酸、赖氨酸、甲硫氨酸、苯丙氨酸、苏氨酸、色氨酸和缬氨酸 8 种。婴儿的必需氨基酸还包括组氨酸。

02.072 亮氨酸 leucine, Leu
人体必需氨基酸之一。一种含有 6 个碳原子的脂肪族支链非极性的 α 氨基酸，是组成蛋白质的常见 20 种氨基酸之一，也是生酮生糖氨基酸。

02.073 异亮氨酸 isoleucine, Ile
一种含有 6 个碳原子的脂肪族支链非极性氨基酸。人体必需氨基酸之一。可用于糖异生和生酮。

02.074 赖氨酸 lysine, Lys
人体必需氨基酸之一。是蛋白质中唯一带有

侧链伯氨基的氨基酸。L-赖氨酸是组成蛋白质的常见 20 种氨基酸中的一种碱性氨基酸，是哺乳动物的必需氨基酸和生酮氨基酸。在蛋白质中的赖氨酸可以被修饰为多种形式的衍生物。

02.075 甲硫氨酸 methionine, Met
又称"蛋氨酸"。人体必需氨基酸之一。是组成蛋白质的常见 20 种氨基酸之一。由腺苷甲硫氨酸转移酶转化成 *S*-腺苷甲硫氨酸磺基盐，后者为甲基的主要供者。

02.076 苯丙氨酸 phenylalanine, Phe
人体必需氨基酸之一。是一种芳香族的非极性的 α 氨基酸。常见的为 L-苯丙氨酸，是组成蛋白质的常见 20 种氨基酸之一。哺乳动物的必需氨基酸和生酮生糖氨基酸。

02.077 苏氨酸 threonine, Thr
人体必需氨基酸之一。是一种含有一个醇式羟基的脂肪族 α 氨基酸。常见的 L-苏氨酸是组成蛋白质的常见 20 种氨基酸之一。有 2 个不对称碳原子，可以有 4 种异构体。哺乳动物的必需氨基酸和生酮氨基酸。

02.078 色氨酸 tryptophan, tryptophane, Trp
人体必需氨基酸之一。是一种芳香族、杂环、非极性 α 氨基酸。L-色氨酸是组成蛋白质的常见 20 种氨基酸之一，是哺乳动物的必需氨基酸和生糖氨基酸。在自然界中，某些抗生素中有 D-色氨酸。

02.079 缬氨酸 valine, Val
人体必需氨基酸之一。是一种含有 5 个碳原子的支链非极性 α 氨基酸。最常见的 L-缬氨酸是组成蛋白质的常见 20 种氨基酸之一。是哺乳动物的必需氨基酸和生糖氨基酸。

02.080 非必需氨基酸 nonessential amino acid, NEAA
人体内可以合成并满足生理需要，不一定由食物直接供给的氨基酸。包括甘氨酸、丙氨酸、丝氨酸、天冬氨酸、谷氨酸、脯氨酸、精氨酸、天冬酰胺、胱氨酸、半胱氨酸、酪氨酸和组氨酸 12 种。

02.081 甘氨酸 glycine, Gly
人体非必需氨基酸之一。是氨基酸系列中结构最为简单的一种。是蛋白质合成中的编码氨基酸之一，在体内可以由葡萄糖转化而来，因有甜味而得名。

02.082 丙氨酸 alanine, Ala
人体非必需氨基酸之一。一种脂肪族的非极性氨基酸。常见的 L-丙氨酸是蛋白质合成中的编码氨基酸之一，也是组成蛋白质的常见 20 种氨基酸之一。哺乳动物的非必需氨基酸和生糖氨基酸。D-丙氨酸存在于多种细菌细胞壁的肽聚糖中，β丙氨酸是维生素泛酸和辅酶 A 的组分。

02.083 丝氨酸 serine, Ser
人体非必需氨基酸之一。一种脂肪族极性 α 氨基酸。常见的 L-丝氨酸是组成蛋白质的常见 20 种氨基酸之一。是哺乳动物的非必需氨基酸和生酮氨基酸。

02.084 天冬氨酸 aspartic acid, Asp
人体非必需氨基酸之一。一种脂肪族的酸性的极性 α 氨基酸。常见的 L-天冬氨酸是组成蛋白质的常见 20 种氨基酸之一，也是蛋白质合成中的编码氨基酸之一。哺乳动物的非必需氨基酸和生糖氨基酸，神经递质。可作为哺乳动物中枢神经系统中重要的兴奋性神经递质受体之一。

02.085 谷氨酸 glutamic acid, Glu
人体非必需氨基酸之一。是构成蛋白质的 20

种常见氨基酸之一。作为谷氨酰胺、脯氨酸及精氨酸的前体。L-谷氨酸是蛋白质合成中的编码氨基酸，哺乳动物非必需氨基酸。在体内可以由葡萄糖转变而来。D-谷氨酸参与多种细菌细胞壁和某些细菌杆菌肽的组成。

02.086　脯氨酸　proline, Pro

人体非必需氨基酸之一。一种环状的亚氨基酸。是组成蛋白质的常见 20 种氨基酸中唯一的亚氨基酸。在肽链中有其特殊的作用，易于形成顺式肽键，不利于 α 螺旋形成等。

02.087　羟脯氨酸　hydroxyproline, Hyp

脯氨酸羟化后的产物，为 3-羟基脯氨酸（3Hyp）或 4-羟基脯氨酸（4Hyp）。胶原中约 50%的脯氨酸被羟基化成为 4Hyp 和少量 3Hyp。也存在于弹性蛋白、牙釉质、补体 C_1 和伸展蛋白中。在天然蛋白质中尚未发现 D-羟脯氨酸。

02.088　精氨酸　arginine, Arg

人体非必需氨基酸之一。是一种脂肪族碱性含有胍基的极性 α 氨基酸。具有免疫调节、增加胸腺重量、促进胸腺中淋巴细胞生长、降低肿瘤转移率、增强吞噬细胞活力、促进儿童生长、刺激垂体分泌生长激素等生理功能。

02.089　天冬酰胺　asparagine, Asn

人体非必需氨基酸之一。是一种脂肪族极性 α 氨基酸，是天冬氨酸的酰胺。L-天冬酰胺是蛋白质合成中的编码氨基酸，哺乳动物非必需氨基酸和生糖氨基酸。D-天冬酰胺存在于短杆菌肽 A 分子中。

02.090　胱氨酸　cystine

人体非必需氨基酸之一。由两个半胱氨酸通过其侧链巯基氧化成二硫键后形成的产物。含有两个手性中心，不溶于水，可形成尿结石。L-胱氨酸广泛存在于毛、发、骨、角的蛋白质中。

02.091　半胱氨酸　cysteine, Cys

人体非必需氨基酸之一。为含硫氨基酸。在动物体内从甲硫氨酸和丝氨酸经过胱硫醚而合成。是不稳定的化合物，容易氧化还原，与胱氨酸相互转换。还可与有毒的芳香族化合物缩合成硫醚氨酸起解毒作用。

02.092　酪氨酸　tyrosine, Tyr

人体非必需氨基酸之一。一种含有酚羟基的芳香族极性 α 氨基酸。L-酪氨酸是组成蛋白质的常见 20 种氨基酸之一，是哺乳动物的必需氨基酸，又是生酮和生糖氨基酸。人体内可由苯丙氨酸转变而成，当膳食中供给充足时，可替代或节省部分苯丙氨酸。

02.093　组氨酸　histidine, His

成人非必需氨基酸之一，对 10 岁以下的儿童是必需氨基酸。一种杂环、碱性、极性的氨基酸。分子中含有咪唑基。其主要功能是调节代谢，可促进铁的吸收。在脱羧酶作用下，脱羧形成组胺。

02.094　条件必需氨基酸　conditional essential amino acid

又称"半必需氨基酸（semiessential amino acid）"。正常人可以自身合成，但特殊生理或病理状态下就发生相对缺乏，需要外源性补充的氨基酸。如半胱氨酸、酪氨酸、组氨酸、精氨酸。有静脉用制剂和胃肠道内用制剂供临床使用。

02.095　组织特需氨基酸　tissue specific amino acid, TSAA

为生长迅速的细胞所特需，人体血浆和细胞内外游离氨基酸代谢库中最丰富的氨基酸。具有多种生理功能。如谷氨酰胺缺乏，可出现肠黏膜萎缩、细菌移位及免疫功能下降。有静脉用制剂和胃肠道内用制剂供临床使用。

02.096　限制性氨基酸　limiting amino acid
与人体蛋白质模式比较,食物蛋白质中一种或几种含量相对较低,导致其他必需氨基酸在体内不能被充分利用而使蛋白质营养价值降低的必需氨基酸。其中相对含量最低的成为第一限制氨基酸,余者依此类推。

02.097　支链氨基酸　branched chain amino acid, BCAA
侧链上含有分支脂肪烃链的氨基酸。包括亮氨酸、异亮氨酸、缬氨酸等。其分解代谢主要在骨骼肌中进行。对外科手术、应激状态下肌肉蛋白质的合成和分解具有一定意义。

02.098　生酮氨基酸　ketogenic amino acid
分解代谢过程中能转变成乙酰辅酶 A 的氨基酸。有亮氨酸、赖氨酸、色氨酸、苯丙氨酸和酪氨酸等,能在肝中产生酮体,这一反应在未经治疗的糖尿病患者中特别显著。

02.099　生糖氨基酸　glycogenic amino acid
在代谢中可以作为丙酮酸、葡萄糖和糖原前体的氨基酸。组成蛋白质的 20 种氨基酸中,除生酮氨基酸外其余全是生糖氨基酸。

02.100　生酮生糖氨基酸　ketogenic and gly-cogenic amino acid
经过代谢,既能产生酮体,又能转化为葡萄糖的氨基酸。包括色氨酸、异亮氨酸、苏氨酸、苯丙氨酸和酪氨酸 5 种。

02.101　同型半胱氨酸　homocysteine
又称"高半胱氨酸"。必需氨基酸甲硫氨酸代谢的中间分解产物。与半胱氨酸相比,侧链中多一个亚甲基,是与体内一碳单位代谢关系密切的一种含硫氨基酸。近年发现血浆同型半胱氨酸浓度与心血管疾病发生率呈正相关。人体在突发应激状态下,血清中同型半胱氨酸浓度升高。

02.102　牛磺酸　taurine, Tau
半胱氨酸的代谢产物。具有结合胆汁酸、抗氧化、参与大脑和视网膜正常发育等作用。

02.103　酪胺　tyramine
酪氨酸脱羧作用的产物。与肾上腺素密切相关,存在于干酪中。接受单胺氧化酶抑制剂治疗的患者,使用酪胺可产生有害作用。

02.104　氨基酸代谢库　amino acid metabolic pool
体内分布于各组织及体液中、参与代谢的游离氨基酸的总和。

02.105　肽　peptide
由两个或两个以上氨基酸通过肽键彼此连接而成的小分子聚合物。是生物体内一类重要的活性物质。

02.106　丙氨酰–谷氨酰胺双肽　alanyl-gluta-mine dipeptide
肠外营养配方的一个组成部分。可在体内分解为谷氨酰胺和丙氨酸的双肽。入血后分解释放出谷氨酰胺和丙氨酸作为营养底物满足人体的代谢需要。适用于肠外途径需要补充谷氨酰胺的患者。

02.107　谷胱甘肽　glutathione, GSH
由谷氨酸、半胱氨酸和甘氨酸缩合形成的三肽化合物。细胞内重要的还原性物质,可能保护细胞免受氧化损伤。

02.108　氨基酸模式　amino acid pattern
蛋白质中各种必需氨基酸的构成比例。根据

蛋白质中必需氨基酸含量计算，以含量最少的色氨酸为 1 计算出其他氨基酸的相应比值。是评价食物蛋白质营养价值的一种指标。

02.109　氨基酸评分模式　amino acid scoring pattern
评价食物蛋白质营养价值所用参考蛋白质的必需氨基酸模式。

02.110　血清总蛋白　serum total protein
血清所含各种蛋白质的总称。包括球蛋白和白蛋白。营养不良、肝功能障碍、慢性消耗性疾病等可使血清总蛋白降低。正常成人参考值为 60～80 g/L。

02.111　球蛋白　globulin
一类不溶或微溶于水，但可溶于稀盐溶液的单纯蛋白质。典型的球蛋白含有能特异地识别其他化合物的凹陷或裂隙部位。

02.112　白蛋白　albumin
又称"清蛋白"。一类能溶于水、仅在高盐浓度下才能沉淀的蛋白质。通常指血清白蛋白。血清(浆)浓度的测定反映白蛋白在血清(浆)中的浓度。通常占血清总蛋白质的50%～65%，正常值为 35～45 g/L。其血清浓度的持久性降低可能由于肝脏功能严重障碍或蛋白质摄入量不足引起。其半衰期约为 18 天，不可能反映短期内的营养变化情况。在手术或创伤后，常伴有循环内向循环外(细胞外液)的转移，更不能反映是否有营养不良情况。如果要用来作为营养不良的参考指标，就必须以患者的肝脏功能正常为前提，在慢性营养不良中应用。

02.113　前白蛋白　prealbumin
又称"前清蛋白"。肝脏合成的一种血浆蛋白。半衰期为 2 天，与白蛋白比较，是反映近期蛋白质摄入状况改变比较灵敏的指标。

02.114　血红蛋白　hemoglobin
一组红色含铁的携氧蛋白质。存在于脊椎动物、某些无脊椎动物血液和豆科植物根瘤中。在人体中，由 2 对珠蛋白组成四聚体，每个珠蛋白(亚基)结合 1 个血红素，其亚铁离子可逆地结合 1 个氧分子。

02.115　肌红蛋白　myoglobin
肌肉中运载氧的蛋白质。由 153 个氨基酸残基组成，含有血红素，和血红蛋白同源，与氧的结合能力介于血红蛋白和细胞色素氧化酶之间，可帮助肌细胞将氧转运到线粒体。

02.116　肌球蛋白　myosin
由两条重链和多条轻链组成的肌原纤维粗丝的结构蛋白。其分子单体呈豆芽状，头部形似豆瓣，杆部如同豆茎，头杆连接处类似关节结构可发生弯曲运动。在肌肉运动中起重要作用。

02.117　激活蛋白　activin
脑垂体和性腺中合成的多肽生长因子。由抑制素的两个β亚基组成的二聚体。转化生长因子家族的成员，β亚基有 A、B 两种同工型，可形成 AA、AB、BB 三种组合。可刺激卵泡刺激素的分泌。参与多种细胞的增殖和分化活动，对胚胎时期的体轴和胚层的模式形成具有调节作用。

02.118　急性期蛋白　acute phase protein
病原微生物感染或炎症反应早期，由巨噬细胞和中性粒细胞所分泌的肿瘤坏死因子-α(TNF-α)、白细胞介素-1(IL-1)和白细胞介素-6(IL-6)诱导肝细胞合成与分泌的一类蛋白质。包括 C 反应蛋白、纤维蛋白原、淀粉样蛋白和甘露聚糖结合凝集素等。

02.119　金属硫蛋白　metallothionein
富含半胱氨酸，并且能与锌、镉和铜等金属

离子以簇的形式结合的小蛋白质。

02.120 免疫球蛋白 immunoglobulin, Ig
一种具有抗体活性或化学结构上与抗体相似的球蛋白。是一类重要的免疫效应分子，多数为丙种球蛋白。由两条相同的轻链和两条相同的重链所组成，根据分子重链不同可分为 IgA、IgD、IgE、IgG 和 IgM 五大类。主要存在于血浆中，也见于其他体液、组织和一些分泌液中。人体受抗原（如病原体）刺激后产生，主要作用是与抗原起免疫反应，生成抗原-抗体复合物，从而阻断病原体对人体的危害，使病原体失去致病作用。有时也有致病作用，如引发变态反应或自身免疫反应。

02.121 分泌型免疫球蛋白 A secretory immunoglobulin A, secretory IgA
由 J 链连接并含分泌片的同源二聚体 IgA。可分泌至外分泌液中，主要存在于乳汁、唾液、泪液和呼吸道、消化道、泌尿生殖道等黏膜表面，参与局部黏膜免疫。

02.122 大豆分离蛋白 soybean protein isolate, soy protein isolate, SPI
以低温脱溶大豆粕为原料生产的一种全价蛋白质类食品添加剂。其蛋白质含量在 90% 以上，氨基酸有近 20 种，并含有人体必需氨基酸。其营养丰富，不含胆固醇，植物蛋白质中为数不多的可替代动物蛋白质的品种之一。

02.123 人乳 human milk
人的乳汁。含有蛋白质、脂肪、糖类、乳钙、磷、铁、维生素 A、维生素 B_1、维生素 B_2 等多种成分，能为婴儿提供全面的营养素，哺乳的首选。

02.124 乳清蛋白 lactalbumin, lactoalbumin,
whey protein
一种存在于几乎所有哺乳动物乳汁中的蛋白质。由 123 个氨基酸残基组成，其氨基酸序列和立体结构均与溶菌酶同源，是乳糖合酶的一个亚基。包括 α 乳清蛋白和 β 乳球蛋白。

02.125 酪蛋白 casein
在 20℃、pH 4.8 的条件下沉淀的牛乳蛋白。牛乳中疏水性最强的蛋白质，占牛乳中蛋白质的80%。

02.126 三叶因子家族 trefoil factor family, TFF
主要由胃肠道黏液细胞分泌的一族富含半胱氨酸的小分子多肽。现在哺乳动物中发现 3 种：乳腺癌相关肽（PS2，即 TFF1）、解痉多肽（SP，即 TFF2）和肠三叶因子（ITF，即 TFF3）。其特征是都由 6 个半胱氨酸残基借助 3 个二硫键连接形成，呈三叶状结构，故得名。1997 年在菲律宾 Laudat 会议上对三叶因子家族进行了统一命名，PS2 改称为 TFF1，SP 改称为 TFF2，ITF 改称为 TFF3。其对胃肠道黏膜具有保护作用并能促进黏膜愈合，机制可能在于其能增强受损黏膜周围完好的上皮细胞向损伤表面迁移覆盖，或与黏液中的糖蛋白相互作用，加强黏液凝胶层，从而抵抗黏膜表层有害物质的损伤。其分子稳定，具有抗酸、抗蛋白酶和抗热分解的特点。

02.127 三叶因子 1 trefoil factor family 1, TFF1
又称"乳腺癌相关肽（breast cancer-associated peptide, PS2）"。属三叶因子家族。1982 年从人乳腺癌细胞 MCF-7 中寻找雌激素诱导的信使 RNA 时发现的小分子肽。分布于整个胃黏膜胃小凹上皮表面。主要生理作用是保护胃肠道上皮和促进黏膜愈合。

02.128 三叶因子 2 trefoil factor family 2, TFF2

又称"解痉多肽(spasmolytic polypeptide, SP)"。属三叶因子家族。1982年在分离猪胰岛素时发现的小分子肽。分布于远端胃和远段十二指肠腺上皮。主要生理作用是保护胃肠道上皮和促进黏膜愈合。

02.129 三叶因子 3 trefoil factor family 3, TFF3

又称"肠三叶因子(intestinal trefoil factor, ITF)"。属三叶因子家族。1991年在鼠体内发现的小分子肽。分布于整个小肠和大肠上皮，主要生理作用是保护胃肠道上皮和促进黏膜愈合。

02.130 瘦素 leptin

又称"瘦蛋白"。由白色脂肪细胞分泌的分子量大小为 16 kDa 的蛋白质类激素。是脂肪细胞之间的反馈信号，具有调节食物摄入、能量平衡和脂肪储存，发挥抑制食欲、减少能量摄取、增加能量消耗、抑制脂肪合成等作用。

02.131 糖蛋白 glycoprotein

糖类分子与蛋白质分子共价结合形成的蛋白质。糖基化修饰使蛋白质分子的性质和功能更为丰富与多样。分泌蛋白质和质膜外表面的蛋白质大都为这种蛋白质。

02.132 胃蛋白酶 pepsin

胃内消化蛋白质的酶。能将食物中的蛋白质分解为小的肽片段。由胃黏膜主细胞分泌的胃蛋白酶原经胃酸激活而形成。

02.133 胰蛋白酶 trypsin

由胰腺分泌的一种内肽酶。最初分泌物为胰蛋白酶原，经降解而成为具有活性的酶。主要作用于精氨酸或赖氨酸羧基端的肽键。

02.134 抗胰蛋白酶 antitrypsin

主要由肝细胞合成的一种血浆蛋白。人体内最重要的蛋白酶抑制物，占血清中抑制蛋白酶活力的90%左右，能抑制多种蛋白酶，如中性粒细胞弹性蛋白酶、胰蛋白酶、糜蛋白酶、尿激酶、肾素、胶原酶、纤溶酶和凝血酶等活性。

02.135 胰蛋白酶抑制剂 trypsin inhibitor

又称"抑肽酶"。从牛腮腺、牛胰或肺等脏器中提取的一种能抑制多种蛋白酶活性的碱性多肽。

02.136 糜蛋白酶 chymotrypsin

一种能够水解肽键的蛋白酶。在胰腺中以其前体物质胰凝乳蛋白酶原的形态生物合成，随胰液分泌到肠腔，在小肠受到胰蛋白酶和胰凝乳蛋白酶的作用，转变成有活性的胰凝乳蛋白酶。

02.137 3-甲基吲哚 3-methylindole

又称"粪臭素(skatole)"。存在于哺乳动物体内，由肠道细菌作用于色氨酸而形成的一种化合物。粪便的气味部分与此有关。

02.138 组胺 histamine

广泛存在于生物组织中的一种血管活性胺类物质。在肥大细胞和嗜碱性粒细胞中含量较高，在变态反应过程中释放，可引起血管舒张、毛细血管通透性提高和平滑肌收缩。

02.04 脂 质

02.139 脂质 lipid

又称"脂类"。不溶于水而溶于非极性溶剂

的一大类不均一的有机小分子。包括脂肪、蜡、磷脂、糖脂和类固醇等。人体血浆中的主要类别为甘油三酯、磷脂和胆固醇。

02.140 甘油三酯 triglyceride
又称"三酰[基]甘油(triacylglycerol)""中性脂肪(neutral fat)""脂肪(fat)"。甘油的3个羟基分别和3个脂肪酸分子脱水缩合后形成的酯。

02.141 中链甘油三酯 medium-chain triglyceride, MCT
中链脂肪酸与甘油组成的甘油三酯。其代谢不依赖肉毒碱转运，在体内可快速代谢。

02.142 长链甘油三酯 long-chain triglyceride, LCT
长链脂肪酸与甘油组成的甘油三酯。人体中储存脂肪的主要形式。

02.143 糖脂 glycolipid
含有糖基配体的脂质化合物。是一类两亲性分子，在生物体内广泛存在。具有不同的生理作用，根据脂质部分的不同可分为4类：含鞘氨醇的鞘糖脂、含油脂的甘油糖脂、磷酸多萜醇衍生的糖脂和类固醇衍生的糖脂。

02.144 磷脂 phospholipid
含有磷酸的脂质。属于复合脂，分为甘油磷脂与鞘磷脂两大类。为两性分子，一端为含氮或磷的亲水基团，另一端为疏水的长烃基链。是生物膜的重要组成部分，对脂肪的吸收和转运及脂肪酸的储存也起重要作用。

02.145 总磷脂 total phospholipid
分子内含有磷酸基的多种脂质的总称。

02.146 卵磷脂 lecithin

又称"磷脂酰胆碱(phosphatidylcholine, PC)"。存在于动植物组织及卵黄中的一组黄褐色的油脂性物质。构成成分包括磷酸、胆碱、脂肪酸、甘油、糖脂、甘油三酸酯及磷脂。是细胞膜、肺泡表面活性物质、脂蛋白和胆汁的重要组成成分；也是脂质信使如溶血磷脂酰胆碱、磷脂酸、甘油二酯、溶血磷脂酸和花生四烯酸的来源。

02.147 类固醇 steroid
又称"类甾醇""甾体""甾族化合物"。广泛分布于生物界的一大类环戊烷多氢菲衍生物的总称。包括固醇、胆汁酸、胆汁醇、类固醇激素等。

02.148 固醇 sterol
又称"甾醇"。类固醇的一种。以环戊烷多氢菲为基本结构，并含有醇基。广泛分布于生物界。如胆固醇是高等动物细胞膜的组成部分，植物细胞膜则含有豆固醇、谷固醇等，真菌和酵母则含有菌固醇。

02.149 胆固醇 cholesterol
又称"胆甾醇"。由类固醇部分和一条长的侧链组成的一种环戊烷多氢菲衍生物。是人体不可缺少的营养物质，不仅参与形成细胞膜，而且是合成胆汁酸、维生素D及类固醇激素的原料。

02.150 总胆固醇 total cholesterol
血浆中所有脂蛋白中含有的胆固醇的总和。包括酯化型胆固醇和游离型胆固醇。

02.151 植物固醇 phytosterol
又称"植物甾醇"。存在于高等植物中的固醇。在类固醇核C-17位侧链连接脂肪烃，多以游离形式存在，也可与糖成苷存在。为植物细胞的重要组分，不能为动物吸收利用。其含量以豆固醇和谷固醇最多。

02.152 豆固醇 stigmasterol
存在于许多绿色植物和大豆中的一种植物固醇。

02.153 谷固醇 sitosterol
存在于小麦、大豆等谷物中的一种植物固醇。常为β谷固醇。具有抗高胆固醇血症的作用。

02.154 脂肪酸 fatty acid
由碳氢组成的烃类基团连接羧基所构成的一类羧酸化合物。

02.155 饱和脂肪酸 saturated fatty acid
分子结构中不含碳–碳双键的脂肪酸。

02.156 不饱和脂肪酸 unsaturated fatty acid
分子结构中含有一个或多个饱和碳–碳双键的脂肪酸。

02.157 单不饱和脂肪酸 monounsaturated fatty acid
分子结构中含有一个碳–碳双键的脂肪酸。

02.158 多不饱和脂肪酸 polyunsaturated fatty acid, PUFA
又称"多烯酸(polyenoic acid)"。分子结构中含有两个或两个以上非共轭顺式碳–碳双键、碳链长度为 16~22 个碳原子的直链脂肪酸。

02.159 多不饱和脂肪酸/饱和脂肪酸比率 polyunsaturated-to-saturated fatty acid ratio
多不饱和脂肪酸与饱和脂肪酸含量的比值。通常多不饱和脂肪酸与心脑血管疾病有关，饱和脂肪酸会使血脂升高，两者比率至少应大于1。

02.160 短链脂肪酸 short-chain fatty acid, SCFA
碳链中碳原子数少于 6 个的脂肪酸。

02.161 中链脂肪酸 medium-chain fatty acid, MCFA
碳链中碳原子数为 6~12 个的脂肪酸。

02.162 长链脂肪酸 long-chain fatty acid, LCFA
碳链中碳原子数大于 12 个的脂肪酸。是一般食物中所含的大多数脂肪酸。

02.163 长链多不饱和脂肪酸 long-chain polyunsaturated fatty acid, LCPUFA
含有两个或两个以上碳–碳双键的长链脂肪酸。根据分子中甲基端的碳原子起的第一个碳–碳双键所连接的碳原子在碳链中的位置不同，分为 ω-3、ω-6、ω-9 等脂肪酸系列。

02.164 ω-3 脂肪酸 omega-3 fatty acid, ω-3 fatty acid
从甲基端的碳原子算起，第一个碳–碳双键位于第 3 碳位的长链多不饱和脂肪酸。如二十碳五烯酸(EPA)、二十二碳六烯酸(DHA)等。临床有 ω-3 脂肪酸静脉制剂和 ω-3 脂肪酸胃肠道内应用的制剂，用于调节 ω-6 脂肪酸与 ω-3 脂肪酸的比例以减轻患者的炎症反应。

02.165 ω-6 脂肪酸 omega-6 fatty acid, ω-6 fatty acid
从甲基端的碳原子算起，第一个碳–碳双键位于第 6 碳位的长链多不饱和脂肪酸。如亚油酸、花生四烯酸等。有促进炎症反应的作用。现临床应用的长链脂肪酸以 ω-6 脂肪酸为组成成分。

02.166 ω-9 脂肪酸 omega-9 fatty acid, ω-9 fatty acid

从甲基端的碳原子算起，第一个碳–碳双键位于第9碳位的长链多不饱和脂肪酸。如油酸、二十碳烯酸等。

02.167 必需脂肪酸 essential fatty acid
人体生命活动必不可少，但人体自身不能合成，必须由食物供给的多不饱和脂肪酸。主要包括 ω-3 脂肪酸中的 α 亚麻酸和 ω-6 脂肪酸中的亚油酸。

02.168 反式脂肪酸 trans fatty acid
一类不饱和脂肪酸。其分子内的碳–碳双键两端的氢原子方位呈反向共价键结构。室温下呈固态。

02.169 非酯化脂肪酸 non-esterified fatty acid, NEFA
又称"游离脂肪酸（free fatty acid, FFA）"。未经酯化的脂肪酸。是碳链长度多于 10 个碳原子的脂肪酸。以游离状态存在于组织和细胞中，如油酸、软脂酸、硬脂酸等。在血液中与白蛋白结合进行运输，而不与甘油酯化，其半衰期为 1～2 min。

02.170 丁酸 butyric acid
以酯的形式存在于动物脂肪和植物油中的一种脂肪酸。可用作萃取剂、脱钙剂、酯类合成，也用于制取香料、杀菌剂和乳化剂等。在体内可由膳食脂肪在肠道内发酵形成，属于短链脂肪酸，可以给结肠细胞提供能量及刺激胃肠激素的释放。

02.171 己酸 hexanoic acid
又称"羊油酸（caproic acid）"。以甘油酯的形态存在于椰子油、奶油中的一种脂肪酸。是含 6 个碳的直链羧酸，也是糖的丁酸发酵和蛋白质氧化时的副产物。其酯可用作香料。

02.172 豆蔻酸 myristic acid

构成肉豆蔻油和乳脂的一种含 14 个碳原子的饱和脂肪酸。因存在于肉豆蔻属植物麝香肉豆蔻的油脂中而得名。

02.173 软脂酸 palmitic acid
又称"棕榈酸"。一种无色、无味呈蜡状固体形态的含 16 个碳原子的饱和脂肪酸。广泛存在于自然界中，几乎所有的油脂中都含有数量不等的这种组分。

02.174 硬脂酸 stearic acid
含 18 个碳原子的饱和脂肪酸。是构成动植物油脂的一种主要成分，为主要的天然脂肪酸之一。可用于药物制剂、油膏、肥皂和栓剂等产品。

02.175 亚麻酸 linolenic acid
一种液态的含有 18 个碳原子和 3 个双键的不饱和脂肪酸。以甘油酯的形式存在于深绿色植物中，构成人体组织细胞的主要成分。在体内不能合成，必须从体外摄取。

02.176 亚油酸 linoleic acid
含有 18 个碳原子和 2 个双键的不饱和脂肪酸。在体内不能合成，必须从体外摄取。能降低血液胆固醇，预防动脉粥样硬化。

02.177 油酸 oleic acid
含 18 个碳原子和 1 个双键的不饱和脂肪酸。以甘油酯的形式存在于一切动植物油脂中。

02.178 花生四烯酸 arachidonic acid
含有 4 个碳–碳双键和 1 个碳–氧双键的不饱和脂肪酸。是哺乳动物体内最丰富的多不饱和脂肪酸。人体必需脂肪酸，为前列腺素合成的前体，也为衍生白三烯烷等提供原料。其代谢产物在炎症反应中十分重要。

02.179 前列腺素 prostaglandin

含有一个五环的二十碳不饱和脂肪酸衍生物。广泛存在于动物和人体组织中，具有激素样活性，由多不饱和脂肪酸合成，并迅速代谢。按其结构，可分为 A、B、C、D、E、F、G、H、I 等类型。不同类型的前列腺素具有不同的功能，具有潜在的治疗价值。

02.180 鱼油 fish oil
鱼体内的全部脂质的统称。包括体油、肝油和脑油。富含二十碳五烯酸(EPA)、二十二碳六烯酸(DHA)等 ω-3 脂肪酸。临床应用的有关制剂 EPA 和 DHA 的含量应大于 80%，以避免摄入不必要杂类脂肪。

02.05 维 生 素

02.181 维生素 vitamin
维持人体生命过程所必需的一类有机化学物。按其溶解性质分为水溶性维生素和脂溶性维生素两大类。不同种类各有其特殊的生理功能，天然存在于食物中。人体几乎不能合成，需要量甚微，既不参与人体组成，也不提供能量。但在人体生长、代谢和发育过程中发挥着重要的作用。

02.182 水溶性维生素 water-soluble vitamin
能在水中溶解的一类维生素。包括维生素 B 族及一些其他维生素(如维生素 C 和维生素 P)。大多数能作为辅酶的组成部分发挥作用。

02.183 脂溶性维生素 fat-soluble vitamin
溶于有机溶剂而不溶于水的一类维生素。是由长碳氢链或稠环组成的聚戊二烯化合物，包括维生素 A、维生素 D、维生素 E 和维生素K。

02.184 维生素 B 族 vitamin B family
维生素 B_1、维生素 B_2、泛酸、烟酸、维生素 B_6、生物素、叶酸、维生素 B_{12} 等的统称。是水溶性维生素，大多数作为辅酶的成分。参与人体的各种生理功能，缺乏或过多均会引起人体的不良反应、器官损伤、功能紊乱和诱发肿瘤等。

02.185 维生素 B_1 vitamin B_1
又称"硫胺素(aneurine, thiamine)"。水溶性维生素 B 族之一。由一个含氨基的嘧啶环和一个含硫的噻唑环通过亚甲基结合而成的化合物。是抗维生素 B_1 缺乏症因子。具有调节神经功能的药理作用。

02.186 维生素 B_2 vitamin B_2
又称"核黄素(riboflavin)"。水溶性维生素 B 族之一。是可转化为黄素单核苷酸和黄素腺嘌呤二核苷酸的化合物，均为组织呼吸的重要辅酶。用于防治口角炎、唇干裂、舌炎、阴囊炎等缺乏症。

02.187 核黄素结合蛋白 riboflavin-binding protein
存在于鸡蛋和血清中的核黄素载体蛋白。

02.188 口角炎 angular stomatitis
因维生素 B_2 缺乏，导致人体口角处出现糜烂、裂痕和湿白斑，张口疼痛的一种疾病。重者有出血、结痂和化脓等现象。

02.189 烟酸 nicotinic acid
又称"尼克酸""维生素 PP(vitamin PP)"，曾称"维生素 B_3(vitamin B_3)"。水溶性维生素 B 族之一。是作为辅酶Ⅰ和辅酶Ⅱ的组成部分参与体内脂质代谢、组织呼吸的氧化过程和糖类无氧分解过程的一种化合物。

02.190 糙皮病 pellagra

又称"烟酸缺乏症(nicotinic acid deficiency, nicohric acid deficiency)"。由于体内缺乏烟酸引起的临床综合征。以皮肤黏膜、消化道及神经系统症状为主。主要表现为神经营养障碍。开始时全身无力,以后在两手、两颊、左右额及裸露部位出现皮炎,皮炎处有明显而界限清楚的色素沉着,与此同时伴有胃肠功能失常、口炎,严重者有精神症状,如抑郁、精神错乱、妄想幻觉等。

02.191　泛酸　pantothenic acid, pantothenate
曾称"维生素 B_5(vitamin B_5)"。水溶性维生素 B 族之一。因在动植物中广泛分布而得名,其活性形式为辅酶 A,参与体内抗体的合成及脂质代谢。

02.192　维生素 B_6　vitamin B_6
水溶性维生素 B 族之一。是所有呈现吡哆醛生物活性的 3-羟基-2-甲基吡啶衍生物的总称。主要有吡哆醛、吡哆胺和吡哆醇。在自然界广泛分布,其磷酸化形式是氨基酸代谢过程的辅酶。

02.193　吡哆醛　pyridoxal
维生素 B_6 的代谢形式之一。是维生素 B_6 的含醛结构。由吡啶在 2、3、4 和 5 位分别被甲基、羟基、甲酰基、羟甲基取代而生成,其磷酸盐能作用于氨基酸的许多酶的辅酶。

02.194　吡哆胺　pyridoxamine
维生素 B_6 的代谢形式之一。是维生素 B_6 的含胺结构。在生物体内,以 5′-磷酸的形态与酶蛋白和酮酸形成结合物,作为转氨酶的辅酶而发挥作用。

02.195　吡哆醇　pyridoxol, pyridoxine
又称"抗皮炎素(hexabion, pyroxin)"。维生素 B_6 的代谢形式之一。是维生素 B_6 的含醇结构。在哺乳动物中可转变为吡哆醛,作为

辅酶参与蛋白质代谢。是许多微生物培养中重要的生长因子。

02.196　生物素　biotin
又称"维生素 H(vitamin H)""维生素 B_7(vitamin B_7)"。水溶性维生素 B 族之一。其结构由尿素与硫戊烷环结合而成,并带有戊酸侧链。可与蛋白质或核酸共价结合,并可与抗生物素蛋白紧密结合,从而用于蛋白质或核酸检测的一种小分子质量的辅酶。

02.197　叶酸　folic acid
又称"维生素 M(vitamin M)""维生素 Bc(vitamin Bc)""维生素 B_9(vitamin B_9)"。水溶性维生素 B 族之一。由蝶呤啶、对氨基苯甲酸和谷氨酸等组成的化合物。因最先从菠菜中被发现而得名。是嘧啶和嘌呤合成的重要成分,可促进骨髓中幼细胞的成熟,缺乏时可致异常未成熟细胞增加,进而导致贫血。人体叶酸水平常用血浆叶酸、血清叶酸和红细胞叶酸来衡量。

02.198　血浆叶酸　plasma folate
血浆中所含的叶酸。代表体内循环状态的叶酸水平,但易受到膳食等因素影响。

02.199　血清叶酸　serum folic acid, SFA
血清中所含的叶酸。代表体内循环状态的叶酸水平,但易受到膳食等因素影响,主要用于巨幼细胞贫血的病因诊断。

02.200　红细胞叶酸　red blood cell folate
红细胞内所含的叶酸。与红细胞更新过程有关,反映人体内叶酸的长期变化状态和叶酸储备情况。与血清叶酸相比,受叶酸摄入量的影响较小,正常浓度为 160~640 ng/ml。

02.201　四氢叶酸　tetrahydrofolate
一种还原型叶酸。辅酶形式的叶酸的母体化

合物。体内生化反应中一碳单位的传递体。

02.202 维生素过多症 hypervitaminosis
摄入维生素量超过人体正常需要量而致人体发生的异常变化。

02.203 维生素 B_{12} vitamin B_{12}
又称"氰钴胺素(cyanocobalamin)""钴胺素(cobalamin)"。水溶性维生素 B 族之一。一种含钴的类咕啉化合物。在体内作为甲基转移酶的辅因子，参与甲硫氨酸、胸腺嘧啶等的合成；参与叶酸在细胞内的转移和储存；促进红细胞形成及再生。具有预防贫血，预防胎儿神经管畸形的作用。

02.204 维生素 C vitamin C
又称"抗坏血酸(ascorbic acid)"。一种水溶性维生素。是具有抗坏血酸生物活性的化合物的通称。水果和蔬菜中含量丰富。在氧化还原代谢反应中起调节作用，缺乏可引起维生素 C 缺乏症。

02.205 抗坏血酸盐 ascorbate
抗坏血酸的钠、镁和钙盐。一种较强的亲水的抗氧化剂。比抗坏血酸稳定，不易被氧化，可以清除过氧化氢等活性氧基团。在人体内停留的时间更长，其生物学作用和抗坏血酸基本相同，在氧化还原代谢反应中起调节作用。

02.206 维生素 A vitamin A
又称"视黄醇(retinol)"。一种脂溶性维生素。所有 β 紫萝酮衍生物的总称。在结构上与胡萝卜素相关。有维生素 A_1 及维生素 A_2 两种。具有多种全反式视黄醇的生物学活性。在口腔、呼吸道、泌尿道黏膜上皮所必需的糖蛋白生物合成中转运单糖。缺乏时会导致夜盲症、干眼病、角膜软化症、视觉缺失、鼻咽和泌尿生殖道感染及生长发育缓慢等。

02.207 胡萝卜素 carotene
由 8 个异戊二烯首尾相接构成的四萜类化合物。由于结构中两端环己烯中双键位置的不同，具有多种异构体。其中 β 胡萝卜素在胡萝卜素中分布最广，含量最多。

02.208 β 胡萝卜素 β-carotene
烃链类胡萝卜素。是维生素 A 的前体。自然界中最普遍存在的最稳定的天然色素。不溶于水，微溶于乙醇和乙醚，易溶于氯仿、苯和油。在动物体内每个 β 胡萝卜素分子可分裂产生两分子维生素 A。

02.209 类胡萝卜素 carotinoid
链状或环状含有 8 个异戊间二烯单位、四萜烯类头尾连接而成的多异戊间二烯化合物。一类不溶于水的色素。包括 600 多种化合物，存在于某些动物、植物和有光合作用的细菌中，在光合作用过程中起辅助色素的作用。其代谢产物有多种生物学功能。

02.210 维生素 A 原 provitamin A
在体内可部分地转化为维生素 A 的类胡萝卜素。

02.211 视黄醇当量 retinol equivalent, RE
包括视黄醇和 β 胡萝卜素在内的具有维生素 A 活性物质所相当的视黄醇量。是为了统一计量膳食中的维生素 A 而提出的一个概念。膳食或食物中总视黄醇当量(μg)=视黄醇(μg)+ 0.167 × β 胡萝卜素(μg)+ 0.084 × 其他维生素 A 原类胡萝卜素(μg)。

02.212 视黄醇结合蛋白 retinol-binding protein, RBP
维生素 A 的运载蛋白。能敏感反映体内维生素 A 的营养状态，正常值为 23.1 mg/L。

02.213 视黄醛 retinene
维生素 A 在脱氢酶作用下的氧化产物。

02.214 视黄酸 retinoic acid
视黄醛氧化的产物。对视觉形成、细胞增殖与分化、免疫反应、神经功能和早期发育尤为重要。

02.215 玉米黄素 zeaxanthin
又称"玉米黄质"。天然存在于蔬果中的类胡萝卜素。黄色色素，重要的抗氧化剂。一般可以从甘蓝、菠菜、芫荽、芥菜、莴苣、甜红椒、深绿色花椰菜、玉米、南瓜、芒果、奇异果、葡萄等食物中摄取。

02.216 叶黄素 lutein
一种天然的活性类胡萝卜素。抗氧化剂的重要来源。

02.217 番茄红素 lycopene
一种天然的红色开链烃类胡萝卜素。具有抗氧化、清除自由基、促进细胞间连接与信号转导、防癌等多种生理功能。

02.218 比托斑 Bitot's spot
曾称"毕特斑""比奥斑"。眼角膜外侧位于眼球平行线上的底边向内的三角形、椭圆形或不规则的斑点。呈灰白色或银白色，是缺乏维生素 A 的特征性表现。

02.219 维生素 D vitamin D
又称"抗佝偻病维生素(antirachitic vitamin)"。一种脂溶性维生素。能呈现维生素 D_3 生物活性的所有类固醇的总称。是维持高等动物生命所必需的营养素，钙磷代谢最重要的调节因子之一，对正常骨骼的矿化、肌肉收缩、神经传导及体内所有功能都是必需的。有预防和治疗佝偻病的功效。在体内通过代谢产物 1,25-二羟维生素 D_3 发挥作用。

02.220 维生素 D_2 vitamin D_2
又称"麦角钙化[固]醇(ergocalciferol)""钙化[固]醇(calciferol)"。由麦角固醇经紫外线照射生成的一种化合物。具有维生素 D 活性。

02.221 麦角固醇 ergosterol
又称"麦角甾醇"。从真菌类酵母与麦角菌中发现的一种植物固醇。在动物体内起维生素 D 前体的作用，经紫外线照射后可产生维生素 D_2。

02.222 7-脱氢胆固醇 7-dehydrocholesterol
又称"维生素 D_3 原(provitamin D_3)"。在体内由胆固醇脱去 C-7 及 C-8 上的氢而形成的化合物。多存在于皮肤内，经紫外线照射可转变为维生素 D_3。

02.223 维生素 D_3 vitamin D_3
又称"胆钙化醇(cholecalciferol)"。含有环戊烷多氢菲，并具有钙化醇活性的物质。属于类固醇激素。在体内由胆固醇变为 7-脱氢胆固醇，储存于皮下，在紫外线作用下转变生成。在肝脏 25-羟化酶及肾小管 1α-羟化酶的作用下，形成其活性形式 1,25-二羟维生素 D_3。

02.224 1,25-二羟维生素 D_3 1,25-dihydroxy-vitamin D_3, 1,25-$(OH)_2D_3$
又称"1,25-二羟胆钙化醇(1,25-dihydroxy-cholecalciferol)"。维生素 D_3 在体内的活性形式。作用于小肠黏膜、肾及肾小管细胞，具有促进钙重吸收，抑制甲状旁腺激素的分泌，有利于新骨形成和钙化作用。

02.225 维生素 E vitamin E
又称"生育酚(tocopherol)"。一种脂溶性维生素。6-羟基苯并二氢吡喃环的异戊二烯衍生物。具有抗氧化功能，为动物正常生长和生育所必需。包括生育酚类、三烯生育酚类。

02.226　三烯生育酚　tocotrienol
　　侧链上有三个双键的维生素 E。根据环状结构上的甲基数目和位置不同分为 α、β、γ、δ 4 种。

02.227　维生素 K　vitamin K
　　显示抗出血活性的一组脂溶性维生素。2-甲基-1，4-萘醌及其衍生物的总称。包括维生素 K_1、维生素 K_2 和维生素 K_3。为肝脏合成活性凝血因子 II、凝血因子 VII、凝血因子 XI 和凝血因子 X 所必需。维生素 K 缺乏时会导致凝血时间延长和引起出血病症。

02.228　羟基化[作用]　hydroxylation
　　在某一有机物分子上加上一个羟基的反应。如维生素 D_2 和维生素 D_3 在体内经羟化酶的作用，生成具有生物活性功能的 1,25-二羟维生素 D_3 的过程。

02.229　烟酰胺腺嘌呤二核苷酸　nicotinamide adenine dinucleotide, NAD
　　又称"辅酶 I（coenzyme I）"。一种脱氢酶的辅酶。是氧化作用中的电子载体，氧化底物时烟酰胺腺嘌呤二核苷酸分子中的烟酰胺环接受一个氢离子和两个电子。

02.230　烟酰胺腺嘌呤二核苷酸磷酸　nicotinamide adenine dinucleotide phosphate, NADP
　　又称"辅酶 II（coenzyme II）"。烟酰胺腺嘌呤二核苷酸的磷酸化形式。是光合作用等生物过程中的电子载体。参与氧化还原反应，接受底物分子提供的氢负离子，是进行生化反应的电子和氢传递体。

02.231　辅酶 A　coenzyme A, CoA
　　维生素泛酸的一种辅酶形式。由泛酸、腺嘌呤、核糖核酸、磷酸等组成的大分子。在代谢中作为酰基的载体，与乙酸盐结合为乙酰辅酶 A，从而进入氧化过程。参与糖原、乙酰胆碱的合成。

02.232　乙酰辅酶 A　acetyl coenzyme A, acetyl-CoA
　　乙酰基的活化形式。在乙酰化作用中辅酶 A 转运乙酰基形成的产物。脂肪酸合成、胆固醇合成和酮体生成的碳来源。能源物质代谢的重要中间代谢产物，参与各种乙酰化反应，是糖类、脂肪和蛋白质彻底氧化的中间代谢产物，以进入三羧酸循环。

02.06　无　机　盐

02.233　无机盐　inorganic salt
　　曾称"矿物质（mineral）"。人体内无机化合物盐类的统称。是人体必需营养素，无法自身产生和合成。根据体内含量多少，大致分为常量元素和微量元素两大类。

02.234　常量元素　macroelement, major element
　　又称"宏量元素""大量元素"。含量占人体体重 0.01% 以上，每人每日需要量在 100 mg 以上的元素。如钙、磷、钾、钠、镁等。人体内的常量元素碳、氢、氧、氮、磷、硫、氯、钾、钠、钙和镁在人体中的含量均在 0.04%～62.8%，约占人体体重的 99.97%。

02.235　微量元素　microelement, trace element
　　含量占人体体重 0.01% 以下的元素。如铁、锌、铜、锰、铬、硒、钼、钴、氟等。根据其生物学作用又分为必需微量元素和非必需微量元素两大类。

02.236 必需微量元素 essential microelement
维持生命正常活动不可缺少，且必须通过食物摄取的微量元素。机体缺乏常会引起机体生理功能结构异常、发生各种病变和疾病。被确定对人体有益，且必须摄取的微量元素有铁、铜、锌、锰、铬、钴、钼、钒、锡、镍、碘、氟、硒、硅等。

02.237 非必需微量元素 nonessential micro-element
生物效应不明确且无明显毒性的微量元素。

02.238 钙 calcium, Ca
体内含量最多的一种常量元素。构成骨骼和牙齿的主要成分，维持肌肉神经的正常兴奋性，激活多种酶类。维生素 D、乳糖、蛋白质可促进其吸收。

02.239 混溶钙池 miscible calcium pool
以游离或结合形式存在于软组织和体液中的钙的统称。

02.240 磷 phosphorus, P
存在于人体所有细胞中的一种常量元素。维持骨骼和牙齿的必要物质，几乎参与所有生理上的化学反应。

02.241 钾 potassium, K
人体内的一种常量元素。细胞内液最主要的阳离子。具有维持神经肌肉及心肌正常功能、糖和蛋白质正常代谢、细胞内外液的渗透压和酸碱平衡等多种生理功能。

02.242 钠 sodium, Na
人体内的一种常量元素。细胞外液最主要的阳离子。参与水的代谢，保证体内水的平衡，调节体内水分与渗透压，维持体内酸和碱的平衡。胰液、胆汁、汗液和泪液的组成成分。与能量代谢相关。

02.243 镁 magnesium, Mg
人体内的一种常量元素。多种细胞基本生化反应的必需物质。作为酶的激活剂，参与 300 种以上的酶促反应、促进骨的形成及调节神经肌肉的兴奋性。

02.244 铁 iron, Fe
人体内含量最多的一种必需微量元素。为血红蛋白、肌红蛋白及一些呼吸酶的成分。参与体内氧与二氧化碳的转运、交换和组织呼吸过程。此外还参与多种氧化还原酶的构成，并在维生素 A 生成、抗体产生、脂质转运及肝脏生物转化等过程中发挥作用。

02.245 血清铁 serum iron
血液中与运铁蛋白结合的铁。

02.246 铜 copper, Cu
人体内的一种必需微量元素。对血液、中枢神经、免疫系统，头发、皮肤和骨骼组织，以及脑和肝、心等内脏的发育与功能有重要影响。

02.247 锌 zinc, Zn
人体内的一种必需微量元素。人体多种酶的组成成分，如碳酸酐酶和羟肽酶等。具有促进人体的生长发育、维持胸腺发育以促进细胞免疫功能、促进伤口和创伤愈合，以及维持男性正常的生精功能等多种功能。

02.248 锰 manganese, Mn
人体内的一种必需微量元素。金属酶的组成成分和激活剂。

02.249 铬 chromium, Cr
人体内的一种必需微量元素。可促进胰岛素的功能，平衡血清胆固醇作用，促进蛋白质代谢和生长发育，在核酸代谢中也有重要作用。主要来源于整粒的谷类、豆类、肉类和奶制品。在啤酒酵母和动物肝脏中含量丰富，且生物活性高。

02.250 钴 cobalt, Co
人体内的一种必需微量元素。是人体主要维生素 B_{12} 的组成成分。在营养学中属于微量营养素。

02.251 钼 molybdenum, Mo
人体内的一种必需微量元素。黄嘌呤氧化酶/脱氢酶、醛氧化酶和亚硫酸盐氧化酶的辅基的必要成分。

02.252 钒 vanadium, V
人体内的一种必需微量元素。有助于脂肪和胆固醇的新陈代谢；增强机体的造血功能；维护心血管系统和肾脏功能的发挥；加强心肌的收缩能力；促进骨骼和牙齿的生长发育；并有类胰岛素的作用。

02.253 锡 tin, Sn
人体内的一种必需微量元素。促进生长发育和伤口的愈合，影响血红蛋白的功能等。

02.254 镍 nickel, Ni
人体内的一种必需微量元素。是一种具有铁磁性的金属元素。可构成镍蛋白和某些金属酶的辅基，有增强胰岛素功能、刺激造血功能和维持膜结构的作用。

02.255 碘 iodine, I
人体内的一种必需微量元素。非金属卤素元素。是合成甲状腺素的基本成分。生理功能包括促进生物氧化、调节蛋白质合成和分解、促进糖和脂肪代谢、调节水盐代谢、促进维生素的吸收利用、参与酶的活化及促进人体生长发育。

02.256 碘缺乏病 iodine deficiency disorder, IDD
由于碘缺乏导致甲状腺素合成障碍，从而影响人体生长发育的一种分布广泛的地方病。

02.257 氟 fluorine, F
人体内的一种必需微量元素。卤素的一价非金属元素。参与牙齿及骨骼的代谢，缺氟可降低牙釉质对细菌酸性腐蚀的抵抗力，可致龋齿。

02.258 氟中毒 fluorosis
人体摄入过多氟所致的疾病。一种地方性的慢性全身性疾病。由于饮水、气候或污染导致居民摄入过量氟所致。早期表现为疲乏无力、食欲缺乏、头晕、头痛、记忆力减退等症状。过量的氟进入人体后，主要沉积于牙齿和骨骼，形成氟斑牙和氟骨症。

02.259 硒 selenium, Se
人体的一种必需微量元素。遍布各组织器官和体液，肾中浓度最高，对提高人体免疫能力和预防肿瘤有重要作用。

02.260 硒蛋白 selenoprotein
全称"含硒蛋白质"。含硒元素的蛋白质的总称。根据成分不同，分含有硒半胱氨酸的硒蛋白和含有硒甲硫氨酸的硒蛋白两类。在体内承载硒元素最主要的方式，参与蛋白质组成。典型的硒蛋白是哺乳动物的谷胱甘肽过氧化物酶，此外，还有四碘甲状腺素 5'-脱碘酶，以及细菌中的甲酸脱氢酶和甘氨酸还原酶。

02.261 硒[代]半胱氨酸 selenocysteine
结构和半胱氨酸类似的一种氨基酸。其中的硫原子被硒取代。存在于少数酶中，如谷胱甘肽过氧化酶、甲状腺素 5'-脱碘酶、硫氧还蛋白还原酶、甲酸脱氢酶、甘氨酸还原酶和一些氢化酶等。

02.262 硅 silicon, Si
人体内的一种必需微量元素。主要参与骨质
的钙化过程，可促进生长，具有维持动脉壁
弹性和保护内壁膜的作用。

02.263 硼 boron, B
一种非金属元素。在体内主要与氧结合，
分布于全身各个器官。维持骨的健康和钙、
磷、镁正常代谢所需要的微量元素之一。

02.264 砷 arsenium, As
一种非金属元素。广泛分布于自然界中。其
化合物具有显著毒性。常见的化合物有三氧
化二砷、砷酸钙、亚砷酸钙、砷酸铅、亚砷
酸钠等。三价砷化合物的毒性大于五价砷化

合物。

02.265 铝 aluminium, Al
一种金属元素。在动物体内能促进细胞色素c
和琥珀酸脱氢酶的反应，刺激腺苷环化酶活
化的一种必需辅因子。

02.266 铅 lead, Pb
一种金属元素。一种主要的环境污染物，可
导致人体急性或慢性中毒。

02.267 铅负荷 lead load
经消化道吸收，与循环中的红细胞结合，并
通过血液分布于软组织和骨膜下表面，最终
至骨基质的铅。

02.07 其 他

02.268 白[细胞]介素 interleukin, IL
一类在免疫细胞间发生作用的细胞因子。在细
胞信号转导，免疫细胞激活、调节、增殖与分
化及炎症反应中发挥重要作用。

02.269 表皮生长因子 epidermal growth factor, EGF
由 53 个氨基酸残基组成的一种短肽。表皮
生长因子类大家族的一个成员。同应答细胞
表面的特异性受体结合，促进受体二聚化并
使细胞质位点磷酸化。被激活的受体至少可
与 5 种具有不同信号序列的蛋白质结合，进
行信号转导。可广泛促进细胞的增殖。

02.270 血管内皮生长因子 vascular endothelial growth factor, VEGF
一种血小板源性生长因子家族的生长因子。
刺激血管内皮细胞的有丝分裂和血管的发
生，提高单层内皮的通透性，能与胎盘生长
因子形成异二聚体。有很多具组织特异性的
不同剪接产物，如 VEGF121、VEGF165、

VEGF-C 等。可以促进肿瘤组织、正常胚胎
的发育、创伤愈合及慢性炎症时的血管生成，
还可以明显增加血管的通透性，进而促进血
浆蛋白在细胞基质中沉积，为成纤维细胞和
血管内皮细胞提供临时基质。

02.271 胆碱 choline, bilineurine
一种强有机碱。是卵磷脂的组成成分，也是
连通各种神经细胞的重要递质之一。人体可
变甲基的一个来源，在体内参与合成乙酰胆
碱或组成磷脂酰胆碱等。

02.272 胆碱酯酶 choline esterase
水解各种不同的胆碱酯生成胆碱与羧酸的
一类酶。以多种同工酶形式存在于体内。一
类是乙酰胆碱酯酶，主要存在于胆碱能神经
末梢突触间隙，特别是在运动神经终板突触
后膜的皱褶中聚集较多；也存在于胆碱能神
经元内和红细胞中。另一类是羟基胆碱酯酶，
广泛存在于神经胶质细胞、血浆、肝、肾、
肠等中。

02.273 生理透明质酸酶抑制剂 physiological hyaluronidase inhibitor

对透明质酸酶的激活有抑制作用的物质。透明质酸酶是透明质酸的特异性裂解酶，透明质酸在人体发育和调控过程如细胞黏附、器官形成、创伤愈合、肿瘤发生和血管形成中起重要作用。抑制透明质酸酶的活性可使透明质酸不被分解，维持正常的生理功能。

02.274 肿瘤坏死因子 tumor necrosis factor, TNF

由巨噬细胞分泌的一种小分子蛋白质。可使肿瘤发生出血坏死，分为TNF-α和TNF-β两种。

02.275 降钙素 calcitonin, CT

甲状腺滤泡旁细胞合成和分泌的一种调节钙磷代谢的多肽类激素。含有 32 个氨基酸残基，主要通过抑制骨吸收而降低血钙和血磷水平。其分泌主要受血钙浓度调节，并与血钙升高程度成正比。

02.276 甲状旁腺激素 parathyroid hormone, PTH

甲状旁腺分泌的含有 84 个氨基酸残基的直链多肽。调节骨中无机盐平衡的关键性激素，其 N 端三十四肽具有主要的生物学活性。体内维持血钙稳态的主要激素。总的效应是升高血钙和降低血磷水平。

02.277 甲状腺素 thyroxine

由甲状腺分泌的 3，5，3′，5′–四碘酪氨酸。其主要作用是刺激氧消耗和所有细胞及组织的代谢。用于甲状腺功能减退的替补治疗。

02.278 苯并[a]芘 benzo[a]pyrene, B[a]P

由 5 个苯环构成的多环芳烃。在体内的代谢物二羟环氧苯并芘，具有强烈的致癌、致畸、致突变的性质。广泛存在于生活环境中，在受污染的谷类食物、蔬菜、脂肪和油类，以及经烧烤、烟熏的肉类或鱼类中含量较高。

02.279 儿茶素 catechin

又称"茶单宁"。多羟基黄烷–3–醇的总称。属于多元酚类。黄烷醇的衍生物。天然的油脂抗氧化剂，具有清除自由基、减缓衰老作用，同时也具有预防龋齿、治疗湿疹、除臭作用。

02.280 变应原 allergen, anaphylactogen

又称"过敏原"。能诱导 I 型超敏反应的抗原。包括完全抗原(如微生物、寄生虫、花粉、异种动物血清等)和半抗原(如药物和一些化学制剂)。也可分为天然的和人工合成的两类。

02.281 核苷酸 nucleotide

由嘌呤碱或嘧啶碱基、核糖或脱氧核糖和磷酸三种物质组成的化合物。核糖核酸及脱氧核糖核酸的基本组成单位，体内合成核酸的前体。分布于生物体内各器官、组织、细胞核及胞质中，并作为核酸的组成成分参与生物的遗传、发育、生长等基本生命活动。同时也以游离的形式参与体内能量代谢。

02.282 植酸 phytic acid

又称"肌醇六磷酸(inositol hexaphosphate, IP_6)"。肌醇的 6 个羟基均被磷酸酯化生成的化合物。为植物中储存磷酸盐的重要形式。用于清除重金属元素的络合物。也可作为降低血钙的媒介物。

02.283 植物雌激素 phytoestrogen

植物中具有弱雌激素作用的化合物。其通过与类固醇雌激素受体以低亲和度结合而发挥弱的雌激素样效应。其分子结构与哺乳动物雌激素结构相似，对激素相关疾病有广泛作用。

02.284 植物化学物质　phytochemicals
植物中的非营养素类生物活性物质。如番茄红素、大蒜素、玉米黄酮等。具有显著的抑制自由基、增强人体免疫力等功效。

02.285 生物碱　alkaloid
一类天然存在的有机含氮碱。对人类和其他动物有重要的生理作用。常见的有吗啡、奎宁、麻黄碱、咖啡因、秋水仙碱、烟碱、茶碱等。

02.286 吡咯烷[类]生物碱　pyrrolidine alka-loid
一组含吡咯环结构的生物碱。如烟草属生物碱中的烟碱。存在于植物中，也是微生物的一种代谢产物。吡咯烷核中的双键有致癌活性。

02.287 黄酮　flavone
一类其分子中两个具有酚羟基的苯环通过中央三碳原子相互连接而成的化合物。一种很强的抗氧化剂，可有效清除体内的氧自由基；同时可调节人体脂质代谢，可能对心血管疾病有一定帮助。

02.288 黄酮类化合物　flavonoid
一类存在于自然界的、具有 2-苯基色原酮结构的化合物。其分子中有一个酮式羰基，第一位上的氧原子具碱性，能与强酸成盐，其羟基衍生物多具黄色而得名。为很强的抗氧化剂，可清除体内的氧自由基，调节人体脂质代谢，可能对心血管疾病有一定帮助。

02.289 黄酮醇　flavonol
黄酮类化合物的主要生物活性物质。

02.290 黄烷醇　flavanol
黄烷的 3 位为羟基取代的黄酮类化合物。存在于植物性食物中。可能有扩张冠状动脉、增加动脉血流量、改善心肌缺血症状等功能。

03. 代谢与平衡

03.001 代谢　metabolism
人体内所发生的用于维持生命的一系列有序化学反应的总称。通常包括物质代谢和能量代谢。

03.002 物质代谢　material metabolism, substance metabolism
物质在人体内消化、吸收、转运、分解等与生理有关的化学过程。包括合成代谢和分解代谢两个方面。

03.003 合成代谢　anabolism
人体内简单分子成分合成较大复杂分子过程的统称。

03.004 分解代谢　catabolism
人体内复杂大分子降解成简单分子的物质代谢过程。

03.005 合成代谢期　anabolic phase
人体处于合成代谢的阶段。

03.006 能量代谢　energy metabolism
人体内物质代谢过程中所伴随的能量释放、转移、储存和利用。

03.007 基础代谢　basal metabolism, BM
人体在安静和恒温条件下（一般 18~25℃），禁食 12 h 后，静卧、放松而又清醒时的能量代谢。是维持生命的最低能量代谢。

03.008 基础代谢率 basal metabolic rate, BMR
单位时间内的基础代谢。人体处于基础代谢状态下,每小时每平方米体表面积或每千克体重的能量消耗。年龄、性别、体形、人体构成、内分泌等主要因素会影响其变化。

03.009 能量平衡 energy balance
人体能量消耗与摄入相当的状态。是人体能量代谢的最佳状态。

03.010 低代谢 hypometabolism
人体一种不正常的低新陈代谢状态。多发生于黏液腺瘤或甲状腺功能减退症。

03.011 高代谢 hypermetabolism
由严重创伤、感染等原因导致人体应激状态,出现的以胰岛素抵抗,蛋白质分解增加、合成减少等为主要代谢特点的一种异常人体代谢状态。

03.012 高分解代谢 hypercatabolism
以尿氮排出增加、呈负氮平衡、外源性营养底物减少为特点的病理代谢表现。

03.013 代谢率 metabolic rate
人体内通过有氧和无氧代谢活动,将化学能转化为热和机械功的速率。

03.014 代谢半衰期 metabolic half-life
物质经代谢作用将其一半排出体外所需的时间。用 $T_{1/2}$ 表示。

03.015 生物半衰期 biological half-life
外源化学物质进入人体通过人体生物转运和转化过程而被消除一半所需要的时间。外源化学物质在体内蓄积的速度与单位时间内人体对该化学物质的吸收速度与清除速度有关。

03.016 代谢库 metabolic pool
参与代谢的物质在组织及体液中的总和。

03.017 氧化 oxidation
伴有能量和水产生的底物有氧分解过程。此过程中,电子经呼吸链转移,氧化成为最终的电子受体。

03.018 氧化磷酸化 oxidative phosphorylation
在真核细胞的线粒体或细菌中,物质在体内氧化时释放的能量供给腺苷二磷酸与无机磷合成腺苷三磷酸的偶联反应。

03.019 糖异生 gluconeogenesis
体内从非糖类物质如氨基酸、丙酮酸、甘油等合成葡萄糖的过程。是维持血糖水平的重要过程。

03.020 糖酵解 glycolysis
葡萄糖或糖原在组织中进行类似发酵(不需氧的参与)的降解反应。最终形成乳酸或丙酮酸,同时释出部分能量,形成腺苷三磷酸(ATP)供组织利用。

03.021 糖酵解途径 glycolytic pathway
葡萄糖降解成乳酸或丙酮酸阶段的具体反应过程。

03.022 三羧酸循环 tricarboxylic acid cycle
又称“克雷布斯循环(Krebs cycle)”“柠檬酸循环(citric acid cycle)”。英国克雷布斯(H. Krebs)在 20 世纪 30 年代发现的人体内糖、脂肪和氨基酸有氧氧化的代谢过程。通过生成的乙酰辅酶 A 与草酰乙酸缩合生成三羧酸(柠檬酸)开始,再通过一系列氧化步骤产生二氧化碳（CO_2）、还原型烟酰胺腺嘌呤二核苷酸（NADH）及还原型黄素腺嘌呤二核苷酸（$FADH_2$），最后仍生成草酰乙酸，进行再循环。

03.023　糖原　glycogen
一种广泛分布于哺乳类及其他动物肝、肌肉等组织的、多分散性的高度分支的葡聚糖。以 α–1,4–糖苷键连接的葡萄糖为主链，并有相当多 α–1,6–分支的多糖，用于能源储存。

03.024　糖原生成　glycogenesis
从葡萄糖聚合成糖原的生物合成过程。

03.025　血糖[生成]指数　glycemic index, GI
表示含有 50 g 有价值的糖类食物与相当量的葡萄糖相比，在一定时间内（一般为餐后 2 h）引起体内血糖应答水平的百分比值。用公式表示为：GI=（含有 50 g 糖类某食物的 2 h 血糖应答/50 g 葡萄糖的 2 h 血糖应答）×100%。

03.026　血糖负荷　glycemic load, GL
某种食物的血糖指数与其含糖量的乘积。反映食物本身的特性及其葡萄糖含量对血糖的影响。

03.027　胰岛素　insulin
由胰岛 B 细胞合成并分泌的一种肽类激素。共含有 51 个氨基酸残基。是体内唯一降低血糖的激素，也是重要的促进糖原、脂肪、蛋白质合成的激素。

03.028　胰岛素样生长因子　insulin-like growth factor, IGF
氨基酸序列与胰岛素类似的蛋白质或多肽生长因子。与组织代谢和细胞分化、增殖有关。包括 IGF I 和 IGF II 两种。来源于体内的许多细胞，通过自分泌、旁分泌和内分泌

机制发挥作用。

03.029　胰岛素指数　insulin index
受试者餐后血胰岛素应答曲线下面积与葡萄糖餐后血胰岛素应答曲线下面积之比乘 100。

03.030　胰淀粉酶　pancreatic amylase
来自胰液的 α 淀粉酶。肠腔中的主要水解酶。水解淀粉为单糖或寡糖以利于吸收。

03.031　胰高血糖素　glucagon
由胰岛 A 细胞分泌的一种活性二十九肽。血糖降低或血内氨基酸水平升高可刺激其分泌。通过加速肝糖原分解、促进糖异生、间接抑制周围组织摄取葡萄糖而使血糖升高。此外，可促进胰岛素和胰岛生长抑素的分泌。

03.032　蛋白质分解率　protein catabolic rate
蛋白质每天代谢的总克数。反映体内蛋白质消耗量，取决于尿素氮在体内生成速率及尿中排泄速率。在氮平衡情况下，其值应与蛋白质摄入量相等。

03.033　蛋白质更新　protein turnover
又称"蛋白质转换""蛋白质周转"。蛋白质的分解与合成同时进行的动态过程。

03.034　蛋白质互补作用　supplementary action of protein, protein supplementary action
两种或两种以上食物蛋白质混合食用，其中所含有的必需氨基酸取长补短，相互补充，达到较好的比例，从而提高蛋白质利用率的过程。如不同食物蛋白质中的必需氨基酸含量和比例不同，其营养价值不一。通过将不同种类的食物相互搭配，可提高限制氨基酸的模式，由此提高食物蛋白质的营养价值。

03.035　蛋白质节约作用　protein sparing action
为最大限度地使氨基酸用于蛋白质合成，减少蛋白质作为能量消耗，在摄取必需氨基酸的同时，一定要有足够的糖类和脂肪供应，以达到节约蛋白质，使其用于体内蛋白质代谢更新的作用。

03.036　蛋白酶　protease
催化蛋白质中肽键水解的酶。根据酶的活性中心起催化作用的基团属性，分为丝氨酸/苏氨酸蛋白酶、巯基蛋白酶、金属蛋白酶和天冬氨酸蛋白酶等。

03.037　蛋白尿　proteinuria
尿中蛋白质含量超过正常范围(每日排出量超过 150 mg)时的尿液。分生理性及病理性两种。

03.038　总氮　total nitrogen
各种形态无机和有机氮的总量。包括 NO_3^-、NO_2^- 和 NH_4^+ 等无机氮和蛋白质、氨基酸和有机胺等有机氮。

03.039　氮平衡　nitrogen balance
人体从食物或肠外营养液中摄入氮与排泄氮之间的动态平衡状态。是蛋白质摄入与排出的一个指标。正常成人食入的蛋白质等含氮物质应等于产生的含氮排泄物。

03.040　氮平衡指数　nitrogen balance index
避免蛋白质摄入水平对利用程度的影响，以氮平衡为指标评价食物蛋白质营养价值的方法。具体操作方法为给予成人或动物，从高到低不同水平的蛋白质，测定实验期内摄入氮、尿氮和粪氮；根据测定结果求出直线回归方程，并以其斜率与氮平衡水平线间之截距，取得的一个数值。

03.041　正氮平衡　positive nitrogen balance
蛋白质合成代谢超过分解代谢出现的代谢正值。

03.042　负氮平衡　negative nitrogen balance
蛋白质分解代谢超过合成代谢出现的代谢负值。即一般正常成年人如果从食物中摄取的蛋白质量不足，低于消耗的蛋白质量，产生的氮收支不平衡状态。

03.043　零氮平衡　zero nitrogen balance
摄入氮与排出氮相等的人体状态。

03.044　氮溶解指数　nitrogen soluble index, NSI
一项衡量食物蛋白质功能性能的指标。为该蛋白质中能溶解于水的蛋白质氮量占该蛋白质氮总量的百分比。

03.045　非蛋白质氮　non-protein nitrogen
体液中除去蛋白质后剩余的各种含氮化合物中氮的总量。关系到食物的储存性能和食用品质。

03.046　代谢氮　metabolic nitrogen
无氮(蛋白质)膳食条件下，人体由尿和粪便排出的氮量。包括尿内源氮和粪代谢氮。

03.047　尿内源氮　urine endogenous nitrogen
无氮(蛋白质)膳食条件下，人体由尿排出的氮量。

03.048　粪代谢氮　metabolic fecal nitrogen
又称"粪内源氮(endogenous fecal nitrogen)"。无氮(蛋白质)膳食条件下，人体由粪便排出的氮量。是由肠黏膜脱落的上皮细胞、肠道微生物及肠道分泌物构成的氮量。成年人 24 h 排出的粪代谢氮一般为 0.9～1.2 g，是评价蛋白质营养价值的指标。

03.049 粪氮 fecal nitrogen
摄入氮中未被吸收、由粪便排出的氮。

03.050 必要氮损失 obligatory nitrogen loss
无氮(蛋白质)膳食条件下,人体经粪便、尿、皮肤及其他途径排出的氮。

03.051 促胰液素 secretin
十二指肠或空肠黏膜对肠管内酸性物质反应而分泌的一种碱性多肽。进入血液后刺激胰腺分泌一种富含碳酸氢根离子而消化酶少的水样液体,在较小程度上可促进胆汁和肠液分泌。

03.052 脂代谢 lipid metabolism
脂质的消化、吸收、合成、分解、转运等过程的总称。

03.053 脂蛋白 lipoprotein
一种与脂质复合的水溶性蛋白质。通常根据其密度主要分为乳糜微粒、极低密度脂蛋白、中密度脂蛋白、低密度脂蛋白和高密度脂蛋白。每一种脂蛋白中均含有相应的载脂蛋白。

03.054 乳糜微粒 chylomicron, CM
密度非常低(<0.95 g/cm³)的一种由小肠黏膜上皮细胞合成、直径 $80\sim500$ nm 的再加工的脂质小滴。含有甘油三酯、胆固醇酯和一些载脂蛋白。主要功能是运输外源性甘油三酯和胆固醇。

03.055 极低密度脂蛋白 very low-density lipoprotein, VLDL
一种密度非常低($0.95\sim1.006$ g/cm³)的血浆脂蛋白。约含 10%蛋白质和 50%甘油三酯。在血液中起转运内源性甘油三酯的作用。

03.056 中密度脂蛋白 intermediate density lipoprotein, IDL
极低密度脂蛋白在血浆中的代谢物,其组成和密度介于极低密度脂蛋白及低密度脂蛋白之间,密度为 $1.006\sim1.019$ g/cm³。人血浆的中密度脂蛋白含量高低直接与患心血管病的风险有关。

03.057 低密度脂蛋白 low-density lipoprotein, LDL
一种密度较低($1.019\sim1.063$ g/cm³)的血浆脂蛋白。约含 25%蛋白质与 49%胆固醇及胆固醇酯。在血浆中起转运内源性胆固醇及胆固醇酯的作用。

03.058 高密度脂蛋白 high-density lipoprotein, HDL
一种颗粒最小、密度为 1.21 g/cm³ 的血浆脂蛋白。含有 6%胆固醇、13%胆固醇酯与 50%蛋白质。在肝脏、肠道和血液中合成,可将内源性胆固醇(以胆固醇酯为主)从组织往肝脏逆向转运。

03.059 血浆脂蛋白 plasma lipoprotein
哺乳动物血浆中的脂质与蛋白质的复合物。可以将脂质在器官组织间进行转运。

03.060 脂蛋白脂肪酶 lipoprotein lipase
调控脂质代谢的酶。催化水解极低密度脂蛋白和乳糜微粒中的甘油三酯,使之转变为相对分子质量小的脂肪酸,以供各种组织储存和利用。

03.061 脂肪酶 lipase
又称"三酰[基]甘油酰基水解酶(triacylglycerol acylhydrolase)"。催化脂肪水解为甘油和脂肪酸的酶。其基本组成单位仅为氨基酸,通常只有一条多肽链。

03.062 脂肪酸合成酶 fatty acid synthetase, FAS

催化脂肪酸合成的一种多酶复合体。催化底物为乙酰辅酶 A、丙二酰辅酶 A 和还原型辅酶 Ⅱ。

03.063　脂质过氧化　lipid peroxidation
强氧化剂(如过氧化氢或超氧化物)使油脂的不饱和脂肪酸经非酶性氧化生成氢过氧化物的过程。过度的脂质过氧化产物可以引起多种细胞功能的损伤，并且和多种疾病的发生、发展关系密切。

03.064　脂肪平衡研究　fat balance study
一种测定某物质肠道吸收的实验研究方法。通过测定受试物质经口腔的摄入量，以及从大便和小便的排出量，摄入量与排出量之差作为消化道对该物质的吸收量。

03.065　肝脂肪变性　liver steatosis
脂肪代谢过程中任何一个环节发生障碍，引起肝细胞内异常脂肪沉积而发生的一种肝脏病理性改变。病因包括脂蛋白合成障碍、中性脂肪合成过多、脂肪酸的氧化或酯化障碍等。病理变化：肉眼可见肝脏变大、包膜紧张、色黄有油腻感；镜下见肝细胞内脂滴溶解，出现大小不等的空泡等。

03.066　水电解质平衡　water and electrolyte balance
体内水容量和溶解于水的电解质的浓度由人体的调节功能加以控制，使细胞内和细胞外体液的容量、电解质浓度和渗透压等能够经常维持在一定范围内的现象。是维持细胞正常代谢和脏器生理功能所必需的条件。

03.067　水　water
一个氧原子与两个氢原子构成的氢氧化合物。其分子式为 H_2O。是维持生命生存所必需的基本物质的组成部分。

03.068　电解质　electrolyte
具有离子导电性或在一定条件下(如高温熔融或溶于溶剂形成溶液)能够呈现离子导电性的物质。在人体内主要包括 Na^+、K^+、Cl^-、HCO_3^-。是维持生命生存所必需的基本物质的组成成分。

03.069　体液　body fluid
人体内液体的总称。包括水及其溶解的电解质、酸碱物质、蛋白质、气体等成分。在维持生命活动中起十分重要的作用。正常成人的体液总量占体重的 50%～60%，包括细胞外液和细胞内液两部分。

03.070　胶体　colloid
分散相粒子的大小在至少一个尺度上处于 1～1000 nm 的分散体系。

03.071　胶体系统　colloid system
维持体内渗透压的大分子物质均匀混合体。其中一种物质被分隔成细粒状态(称为分散相或胶体粒子)均匀地分布在另一种物质(称为连续相或分散介质)中，主要包括各种蛋白质。

03.072　半透膜　semipermeable membrane
只允许溶液中的溶剂分子选择性地通过而溶质分子不能通过的隔膜。是渗透压存在的基本条件之一。

03.073　渗透作用　osmosis
当溶液与纯溶剂(或两种浓度不同的溶液)在半透膜隔开的情况下，溶剂(或较稀溶液中的溶剂)通过半透膜向溶液(或较浓溶液)扩散的现象。

03.074　渗透压　osmotic pressure
用半透膜把两种不同浓度的溶液隔开时发生渗透作用，到达平衡时半透膜两侧溶液产生的位能差。

03.075 胶体渗透压 colloid osmotic pressure
血浆中的蛋白质（包括白蛋白、球蛋白、纤维蛋白原，其中最主要的是白蛋白）所形成的渗透压。对维持血管内外的水平衡起重要作用。

03.076 晶体渗透压 crystal osmotic pressure
血浆中的小分子物质（主要是氯化钠，其次是碳酸氢钠、葡萄糖、尿素、氨基酸等）形成的渗透压。对维持细胞内外水分的正常交换和分布，保持红细胞的正常形态有重要作用。

03.077 等渗压 isotonicity
与健康人体血浆渗透压相等的液体渗透压。健康人体血浆的渗透压主要是钠盐的渗透压，其浓度正常范围为 $280 \sim 320$ mOsm/L。

03.078 低渗压 hypoosmolality
低于人体血浆正常渗透压（$280 \sim 320$ mOsm/L）的液体渗透压。

03.079 高渗压 hypertonia
高于人体血浆正常渗透压（$280 \sim 320$ mOsm/L）的液体渗透压。

03.080 体液平衡 body fluid equilibrium, balance of body fluid
正常情况下，人体通过胃肠道、肾脏、皮肤、呼吸道等与外界进行液体交换，但体液量和分布基本稳定的状态。

03.081 细胞内液 intracellular fluid
存在于细胞内的体液。约占体液总量的2/3。

03.082 细胞外液 extracellular fluid
人体细胞外的体液。包括组织间液和血浆。细胞外液量比较恒定，约占体重的 20%，其中血浆 5%，组织间液 15%。

03.083 组织间液 interstitial fluid
人体血管外、细胞之间的体液。约占体重的15%，是连接血浆和细胞内液的纽带，也是细胞生存的主要内环境，还有重要的调节和缓冲作用。

03.084 血浆 blood plasma
血液内有形成分以外的部分。约占体重的5%，是运输营养成分和代谢产物的主要载体。

03.085 血量 blood volume
血管内血液的总量。是血浆量和血细胞的总和。但是除红细胞外，其他细胞的数量非常少，可忽略不计。

03.086 电解质紊乱 electrolyte disturbance
人体内的离子（如 Na^+、K^+等）或高或低，不在正常范围内的病理状态。

03.087 脱水 dehydration
又称"失水"。体液容量明显减少（超过体重的 2%），并出现一系列功能、代谢变化的病理状态。脱水不仅是水的丢失，也常包括以氯化钠为主的电解质丢失。

03.088 等渗性脱水 isotonic dehydration
失水同时伴有失钠，且两者丢失的比例相同或大体相同，血浆钠离子浓度（$135 \sim 145$ mmol/L）和渗透压皆维持在正常范围，并伴有细胞外液容量减少的脱水类型。

03.089 低渗性脱水 hypotonic dehydration
失钠多于失水，血清钠离子浓度低于 135 mmol/L，血浆渗透压也相应小于 280 mOsm/L，细胞外液容量减少不显著的脱水类型。

03.090 高渗性脱水 hypertonic dehydration
失水多于失钠，血清钠离子浓度高于
145 mmol/L，血浆渗透压高于 320 mOsm/L，
并伴有组织间液量显著减少的脱水类型。根
据脱水程度，可分为轻度、中度和重度三级。

03.091 轻度脱水 mild dehydration
脱水量相当于有 2%～5%体重减少或体液丢
失 30～50 ml/kg 的脱水类型。

03.092 中度脱水 moderate dehydration
脱水量相当于有 5%～10%体重减少或体液
丢失 50～100 ml/kg 的脱水类型。

03.093 重度脱水 severe dehydration
脱水量相当于有 10%以上体重减少或体液
丢失 100～120 ml/kg 的脱水类型。

03.094 水过多 water intoxication
又称"水中毒"。人体入水总量超过排出
总量，以致水在体内潴留，引起血液渗透
压下降和循环血量增多的病理状态。正常
情况下，水过多较少发生，但在抗利尿激
素分泌过多或肾功能不全等情况下，人体
摄入或输入的水过多，可造成水在体内蓄
积，导致水过多。

03.095 水肿 edema
又称"浮肿"。过多的液体在组织间隙或体
腔内聚集的一种病理状态。多由心血管功能
障碍、肾功能障碍、肝功能障碍，以及营养
缺乏、内分泌功能紊乱等原因引起。临床特
点为凹陷性水肿，表现为皮肤紧张、发亮，
原有的皮肤皱纹变浅、变少或消失，甚至有
液体渗出，或以手指按压局部产生凹窝。严
重时可出现腹水、胸水和心包积液。

03.096 积液 hydrop
俗称"积水（dropsy）"。水肿发生于体腔或

室管内的病理状态。

03.097 低钙血症 hypocalcemia
血清蛋白浓度正常时，总血钙浓度低于
2.10 mmol/L，血清游离钙浓度低于 1.12 mmol/L
的病理状态。

03.098 高钙血症 hypercalcemia
血清蛋白浓度正常时，总血钙浓度高于
2.6 mmol/L，血清游离钙高于 1.3 mmol/L 的
病理状态。

**03.099 低钾血症 hypopotassaemia, hypoka-
lemia**
血清钾浓度低于 3.5 mmol/L（正常范围 3.5～
5.5 mmol/L）的病理状态。在其出现之前，患
者可能已经缺钾。

03.100 高钾血症 hyperkalemia
血清钾浓度高于 5.5 mmol/L（正常范围 3.5～
5.5 mmol/L）的病理状态。

03.101 低磷血症 hypophosphatemia
成人血清磷浓度低于 0.75 mmol/L，儿童血
清磷浓度低于 1.45 mmol/L 的病理状态。

03.102 高磷血症 hyperphosphatemia
成人血清磷浓度高于 1.6 mmol/L，儿童血清
磷浓度高于 1.9 mmol/L 的病理状态。

03.103 低镁血症 hypomagnesemia
血清镁浓度低于正常范围下限（0.8 mmol/L）
的病理状态。

03.104 高镁血症 hypermagnesemia
血清镁浓度超过正常范围上限（1.2 mmol/L）
的病理状态。血清镁浓度并非是镁增多的可
靠指标，但一般情况下，高镁血症和人体镁
含量的增多程度一致。

03.105 低钠血症 hyponatremia
血清钠离子浓度低于 135 mmol/L（正常范围135～145 mmol/L）的病理状态。

03.106 高钠血症 hypernatremia
血清钠浓度高于正常范围上限（145 mmol/L）的病理状态。

03.107 酸碱平衡 acid-base balance, acetic-alkali equilibrium
人体内各种体液保持适宜的酸碱度的生理状态。是维持正常生理活动的重要条件之一。动脉血 pH 值为 7.35～7.45。

03.108 酸碱平衡紊乱 acid-base disturbance
又称"酸碱平衡失调（acid-base imbalance）"。酸碱物质量的变化或分布异常的病理状态。通常指血浆的变化。

03.109 酸血症 academia
血浆 pH 值低于正常范围下限或氢离子浓度高于正常范围上限的病理状态。

03.110 碱血症 alkalemia
血浆 pH 值高于正常范围上限或氢离子浓度低于正常范围下限的病理状态。

03.111 碱中毒 alkalosis
碱性物质原发性增多或酸性物质原发性减少的病理状态。pH 值可以异常（未代偿或代偿不充分）或正常（充分代偿）。

03.112 呼吸性碱中毒 respiratory alkalosis
原发性肺过度通气，导致人体内原发性动脉血二氧化碳分压（$PaCO_2$）低于正常值的一种碱中毒类型。

03.113 代谢性碱中毒 metabolic alkalosis
人体内原发性细胞外液 HCO_3^- 浓度升高的一种碱中毒类型。血浆 pH 值升高或正常，在呼吸功能正常情况下常伴随动脉血二氧化碳分压（$PaCO_2$）代偿性升高。

03.114 酸中毒 acidosis
碱性物质原发性减少或酸性物质原发性增多的病理状态。pH 值可以异常（未代偿或代偿不充分）或正常（充分代偿）。

03.115 呼吸性酸中毒 respiratory acidosis
人体内原发性动脉血二氧化碳分压（$PaCO_2$）升高，伴随或不伴随 pH 值降低的一种酸中毒类型。

03.116 代谢性酸中毒 metabolic acidosis
人体内原发性细胞外液 HCO_3^- 减少而导致血 pH 值< 7.35 的一种酸中毒类型。

03.117 高氯性酸中毒 hyperchloric acidosis
人体内原发性 HCO_3^- 浓度降低，伴随氯离子浓度继发性升高的一种酸中毒类型。

04. 临 床 应 用

04.01 肠 外 营 养

04.001 经外周静脉肠外营养 peripheral parenteral nutrition, PPN
又称"周围静脉营养"。置管于外周静脉实施的肠外营养方法。建议选用有较好穿刺条件的上肢静脉，适用于渗透浓度不很高的（<900 mOsm/L）营养液短期治疗。

04.002　外周静脉　peripheral vein
体表解剖位置较为固定的浅静脉。主要位于
上肢或下肢，如贵要静脉、头静脉、肘正中
静脉、大隐静脉、颈静脉、头皮静脉等。临
床上常用于建立静脉通道。

04.003　外周静脉套管　peripheral cannula
经外周静脉穿刺的输液装置。具有安全可靠、
容易护理、并发症少的特点，临床应用较为
广泛。

**04.004　外周静脉导管　peripherally inserted
　　　　catheter, PIC**
使用穿刺针进行外周静脉（通常四肢的表浅
静脉）穿刺以建立静脉通道时使用的穿刺
导管。

**04.005　经中心静脉肠外营养　central paren-
　　　　teral nutrition, CPN**
简称"中心静脉营养"。以微创手术将导管
导入中心静脉，利用较大血管输注营养素的
肠外营养方法。适用于长期无法由肠胃内营
养途径提供足够营养，且经外周静脉肠外营
养无法提供大量营养素时使用。

04.006　中心静脉　central vein
上、下腔静脉进入胸腔的部分。受胸腔内压
的影响非常大。

**04.007　经外周静脉穿刺的中心静脉导管
　　　　peripherally inserted central venous
　　　　catheter, PICC**
简称"外周中心静脉导管"，又称"经外周
置入中心静脉导管""经外周静脉穿刺中心
静脉置管"。经外周静脉穿刺留置于中心静
脉的导管。主要由肘前部的贵要静脉、正中
静脉或头静脉穿刺，置入较细导管，沿血管
走行置入，最终末端位于上腔静脉下 1/3 处
或上腔静脉和右心房连接处。

**04.008　中心静脉导管　central venous catheter,
　　　　CVC**
主要通过颈内静脉、锁骨下静脉、股静脉等
穿刺，置入上腔静脉或下腔静脉的导管。多
以硅胶或聚氨酯为主要材料制成，有单腔、
双腔、三腔等类型，侧壁多附有不透 X 射线
的材料，可用于肠外营养、静脉补液及中心
静脉压测定等。

04.009　多腔导管　multiple lumen catheter
有多个腔，且每一个腔彼此独立，分别开口
于导管末端，可同时输注多种营养液或进行
药物治疗的一类中心静脉导管。

04.010　硅胶　silica gel
具有很大表面积的多孔性固体二氧化硅材
料。主要用于气体干燥，也用作催化剂。常
用作引流管或液体输注管道的材料。

04.011　聚氨酯　polyurethane, PU
由二异氰酸酯或多异氰酸酯与带有两个以
上羟基的化合物反应生成的高分子化合物
的总称。可用作肠外肠内营养中输注管道的
材料。

04.012　聚氯乙烯　polyvinyl chloride, PVC
由单体氯乙烯经加聚反应生成的热塑性线
型树脂。分为硬质和软质（加有增塑剂）两类。
硬质品如管材、型材等。软质品如薄膜、电
线电缆、软管等。常用作静脉输注管道的
材料。

04.013　凡纶　vialon
用作静脉输液导管的专门特殊材料。使用这
种材料的导管内、外壁极其光滑，进入人体
后因温度增高而变柔软，很少发生导管打折
和导管尖端破损等情况，可延长导管留置时
间，同时减少导管相关性血栓形成。

04.014　完全植入式静脉输液港　totally im-

plantable venous access port, TIVAP
简称"输液港(port)"。一种可植入皮下长期留置在体内的中心静脉输液装置。多选用锁骨下静脉途径留置中心静脉导管，其末端有一个特殊的外部装置。将其埋置于距胸骨边缘 3 cm 处的皮下，固定于胸筋膜上，可用特殊的穿刺针经皮肤多次穿刺进行静脉输液、肠外营养或肿瘤化疗等治疗。具有减少感染并发症和导管护理的优点，对患者日常生活影响小，适用于长期或永久性中心静脉导管留置。

04.015 输液泵 infusion pump
可提供机械动力，且能够准确控制肠外营养液或其他静脉注射液体输注速度和剂量的一种仪器。结合计算机技术的输液泵功能更为全面，使用更安全。

04.016 终端滤器 terminal filter
连接静脉液体管路和静脉导管间的一次性过滤设备。有孔径 0.22 μm 和 1.2 μm 两种规格。1.2 μm 规格的终端滤器具有去除手工配制的"全合一输液袋"中的肠外营养液内部分微生物及微粒的作用。

04.017 肝素帽 heparin cap, heparin plug
连接留置导管末端用于封闭静脉通路的乳胶塞装置。可防止导管内的血液凝固和微生物侵入。乳胶塞封闭处，可供穿刺注射各种静脉液体或抽血用。

04.018 双腔袋 dual-chambered bag, DCB
分别含有多种氨基酸电解质溶液和葡萄糖电解质溶液，隔成两个相对独立腔室的特制软袋。使用时挤压软袋，中间间隔可打开，两腔液体充分混合，为人体提供蛋白质合成原料及糖类。

04.019 三腔袋 triple-chambered bag, TCB

分别装入脂肪乳、氨基酸和葡萄糖，隔成三个相对独立腔室的特制软袋。使用时挤压软袋，中间间隔打开，三种液体很快充分混合。能够较好地体现"全合一"输注肠外营养理念，与分瓶输注营养液和人工配制营养液综合比较有较多优势。

04.020 二合一营养液 two-in-one solution
在规定条件下，将除脂肪乳剂以外的肠外营养组分转移至一个输液袋内而配成的混合静脉注射溶液。

04.021 全合一营养液 all-in-one solution, AIO solution
又称"全营养混合液(total nutrient admixture, TNA)"。在特定场所(符合要求的超净配液中心)将患者肠外营养处方中的糖类、氨基酸、脂肪乳、电解质、微量元素、水溶性维生素和脂溶性维生素等各种成分，由经过培训的专门人员在符合相关法规要求的洁净环境中按一定比例和规定程序混合于一个输液袋中，进而通过外周或中心静脉输入患者体内的肠外营养混合液。

04.022 稳定性 stability
处于稳定的性质或状态，或某个事物稳定的程度。对化学的或物理的变化或对破坏具有的抵抗性。

04.023 乳剂 emulsion
两种互不相溶的液体经乳化制成的非均匀分散体系的药剂。

04.024 乳胶体 emulsoid
为分散介质液体(通常为水)，而分散相为吸水性能强、可膨胀并能很好地在分散介质中分布的复杂的有机物。如淀粉或胶。

04.025 乳化作用 emulsification

将一种液体分散到另一种不相溶液体中形成乳状液的过程。如长链或中链甘油三酯可通过卵磷脂的作用，在高压的情况下，形成水包油型的脂肪乳剂。

04.026 脂肪乳 fat emulsion
肠外营养的组成部分之一。粒径大小和生物特性与天然乳糜微粒相似，为人体提供能量和必需脂肪酸，休克和严重脂质代谢紊乱（如高脂血症）患者禁用。

04.027 长链脂肪乳 long-chain triglyceride fat emulsion, LCT fat emulsion
以长链脂肪酸（含 12～24 个碳原子）为主要成分，以卵磷脂为乳化剂制备的水包油型脂肪乳剂。主要来自大豆油或红花油，具有为人体供能和提供必需脂肪酸的重要生理功能。

04.028 中长链脂肪乳 medium-chain triglyceride/ long-chain triglyceride fat emulsion, MCT/LCT fat emulsion
同时含有中链脂肪酸（含 8～12 个碳原子）和长链脂肪酸（含 12～24 个碳原子）的脂肪乳剂。有物理混合和结构中长链脂肪乳两类。与长链脂肪酸相比，中链脂肪酸具有体内清除迅速、供能迅速和途径多样化、对肝功能影响小、节氮效应高、免疫抑制少等优势。

04.029 结构型中长链脂肪乳 structured MCT/LCT fat emulsion
简称"结构脂肪乳（structured triglyceride, STG）"。通过化学或酶修饰的方法在同一甘油分子骨架上进行酯化、随机结合中链和长链脂肪酸而形成的结构型甘油三酯为主要成分，也含有部分中链脂肪酸和长链脂肪酸的脂肪乳剂。当非常短时间内输入 500 ml 物理混合中长链脂肪乳时，有可能因中链脂肪酸进入神经系统而产生并发症，但临床实践中尚未发生。在正常"全合一"输入时，不存在此类并发症。

04.030 复方水溶性维生素 compound water-soluble vitamin
由多种水溶性维生素（维生素 B 族、维生素 C 等）混合组成的肠外营养制剂。提供每日生理需要的水溶性维生素。

04.031 复方脂溶性维生素 compound lipid-soluble vitamin
由多种脂溶性维生素（维生素 A、维生素 D、维生素 E、维生素 K 等）混合组成的肠外营养制剂。提供每日生理需要的脂溶性维生素。

04.032 多种微量元素制剂 multi-trace element solution
含有多种微量元素的肠外营养制剂。满足成人每日对铬、铜、铁、锰、钼、锌、硒、氟、碘等微量元素的基本或中等需要量。

04.033 复方氯化钠注射液 compound sodium chloride injection
又称"林格液（Ringer's solution）"。由氯化钠、氯化钙和氯化钾混合配制成的灭菌水溶液。

04.034 乳酸钠林格注射液 sodium lactate Ringer's injection
又称"乳酸林格液（Ringer lactate solution）"。含乳酸钠的复方氯化钠注射液。调节体液、电解质及酸碱平衡。用于有代谢性酸中毒的患者。

04.035 醋酸钠林格注射液 sodium acetate Ringer's injection
又称"复方电解质注射液（multiple electrolyte injection）"。含醋酸钠的复方氯化钠注射液。

用于循环血液量及组织减少的细胞外液的补充及代谢性酸中毒。输注后不会引起体内蓄积，替代乳酸钠林格注射液。

04.036 肝病用复方氨基酸 compound amino acid for hepatic disease

主要由 3 种支链氨基酸(异亮氨酸、亮氨酸和缬氨酸)配合其他 12～17 种氨基酸配制而成的肠外营养用氨基酸制剂。其中支链氨基酸为肝外代谢的必需氨基酸，主要在骨骼肌中代谢，可以纠正肝病患者的氨基酸代谢紊乱，调整支链氨基酸与芳香氨基酸的比例失调。常用于肝硬化所致肝昏迷患者，可能有减轻症状的作用，但不能延长患者生存时间。

04.037 肾病用复方氨基酸 compound amino acid for kidney disease

由 9 种 L–型氨基酸组成的肠外营养用氨基酸制剂。纠正慢性肾衰竭患者体内必需氨基酸不足，使体内蛋白质合成增加，使潴留在体内的部分尿素氮有可能合成为非必需氨基酸而再利用。适用于非终末期慢性肾衰竭患者、发生营养不足的透析患者。但临床有效性方面有待高质量临床研究支持。

04.038 儿童用复方氨基酸 compound pediatric amino acid

根据儿童氨基酸代谢特点进行配方的肠外营养用氨基酸制剂。含有较高浓度的儿童必需氨基酸，即组氨酸、酪氨酸和半胱氨酸。减少儿童体内代谢缓慢的苯丙氨酸、甲硫氨酸和甘氨酸，并适当增加牛磺酸含量。

04.02 肠 内 营 养

04.039 经皮内镜下胃造口术 percutaneous endoscopic gastrostomy, PEG

内镜直视下经腹壁胃穿刺的造口操作方法。适用于鼻饲肠内营养超过 4 周的患者。如脑卒中、重度痴呆、神经性吞咽困难、上消化道肿瘤和术后长期机械通气等患者。

04.040 经皮内镜下空肠造口术 percutaneous endoscopic jejunostomy, PEJ

经皮内镜下胃造口成功后，在内镜操作下将胃内导管末端通过十二指肠，送入空肠上端的操作方法。更适合胃动力障碍和高吸入风险的患者。

04.041 空肠穿刺置管造口术 needle catheter jejunostomy, NCJ

又称"针刺导管空肠造口术"。外科手术中使用空肠造口装置进行的空肠造口操作方法。多应用于腹部手术后需要较长时间(>2周)施行肠内营养的患者。一般在腹部手术

关腹前放置，先经套管穿刺针的引导将直径约 1.5 mm 的聚氨酯喂养管经腹壁穿入腹腔，再于第 2 或第 3 空肠襻对系膜缘经套管针置入肠腔，与传统方法比较，具有减少创伤和易于维护的优点。

04.042 鼻胃管 nasogastric tube

从鼻腔经食管留置于胃的导管。可以经此给予肠内营养或进行胃减压。

04.043 肠内营养输注泵 enteral feeding pump

可提供机械动力，且能够准确控制肠内营养制剂输注速度和剂量的一种仪器。尤其适合较细导管、较高浓度(黏稠)制剂和对输注速度有要求的患者。新型输注泵结合计算机技术，能模拟肠道蠕动，配合导管定时冲洗等功能，可优化肠内营养过程中的胃肠道耐受性，减少各类并发症，提高肠内营养的有效性，肠内营养应用时重要的、对患者有帮助

的工具。

04.044　穿梭泵　shuttle pump
完全封闭的输液管。阀门的交替活动由齿轮
驱动精确控制，偏心轮和电动机保证液流方
向，使用穿梭技术的一种输液泵。具有广泛
的适应性，且使用简便，有助于减少医疗错
误，提高安全性。

04.045　穿梭技术　shuttle technique
通过来回挤压输液管输送液体的方法。有利
于抵消控制系统对聚氯乙烯（PVC）管的
磨损。

04.046　滚轮泵　rotary pump
滚轮压迫输液软管使液体按既定速度进入
患者体内的一种肠内营养输注泵。

04.047　蠕动泵　peristaltic pump
指状棒依次挤压管路使液体呈波浪运动状
进入患者体内的一种肠内营养输注泵。

04.048　持续输注　continuous infusion
较长时间连续给予肠外肠内营养的输入方
法。比较理想的肠外肠内营养输注方法为每
日持续 18～24 h，减少血糖的变化和使其他
营养素充分利用，对重症患者更为重要。是
提高肠外肠内营养效果和减少并发症的有
效措施之一。特别是肠内营养输注时，重力
滴注因胃肠道内压力的变动而不易控制输
入量，更需要肠内营养输注泵。

**04.049　肠内营养间歇输注　intermittent en-
teral nutrition infusion**
间断给予肠内营养的管饲方法。如循环滴注
期间，有间歇期，如输注 3 h 休息 2 h；也可
模拟正常饮食习惯，每日肠内营养总量分
3～5 次较快速度输注，使一部分患者有较多
的自由活动时间。但是，对具体患者是否会

降低营养支持的安全性和效果，需医师、营
养师、护士全面分析评估。

04.050　肠内营养推注　bolus enteral nutrition
用注射器（>50 ml）缓慢推注实施肠内营养的
方法。推注的速度不宜快于 30 ml/min，多用
于能够活动或允许不连续输注肠内营养的
一部分患者。

04.051　肠内营养配方　enteral formulation
肠内营养制剂中主要营养素如蛋白质、糖类
与脂肪的来源及比例，以及膳食纤维、维生
素和无机盐等各种营养素的含量。

04.052　匀浆膳　homogenized diet
用牛奶、粮食等天然食物经医院内部加工粉
碎并混合后制成的流质状态的营养液。对部
分患者适应证与工业化的质量可控的肠内
营养制剂类似。虽然有费用低的特点，但易
污染、颗粒大、不均匀，用较细的胃肠道插
管无法输入，而且稳定性差、营养素含量不
稳定。要结合临床实际情况应用，还无法代
替医院内使用的肠内营养制剂。

**04.053　肠内营养［制］剂　enteral nutrition
preparation**
用于临床肠内营养支持的各种产品的统称。
分为三大类：氨基酸型、整蛋白型和组件型
肠内营养制剂。进一步可分为平衡型、疾病
特异型肠内营养制剂或其他类型。

**04.054　氨基酸型肠内营养剂　amino acid-
based enteral nutrition**
以氨基酸作为氮源的肠内营养制剂。被小肠
直接完全吸收利用，产生很少粪渣。多用于
胃肠道功能不全患者，如短肠综合征、有营
养风险的炎性肠病、慢性胰腺炎患者。

04.055　短肽型肠内营养剂　short-peptide-

based enteral nutrition

以短肽或水解蛋白作为氮源的肠内营养制剂。仅需要少许消化液，容易在小肠消化吸收，产生少量粪渣。适合部分胃肠道功能不全患者的肠内营养支持。

04.056 要素型肠内营养剂 elemental type enteral nutrition

又称"要素膳(elemental diet)"。由氨基酸或短肽、葡萄糖、脂肪、多种维生素和无机盐、微量元素组成的肠内营养制剂。为人体提供必需的热量和营养素，可直接或接近直接吸收的肠内营养制剂。中国有此类制剂供临床使用。其渗透压高出非要素制剂1倍左右，临床上要逐步增加入量，避免腹泻等。包括氨基酸型和短肽型肠内营养剂。

04.057 整蛋白型肠内营养剂 intacted protein enteral nutrition

又称"非要素型肠内营养剂(non-elemental type enteral nutrition)"。以完整蛋白质形式为氮源，渗透浓度接近等渗(300～450 mOsm/L)的肠内营养制剂。口感较好，适于口服，亦可管饲，需要消化液参与消化吸收过程，适用于胃肠道有基本功能的患者。包括糖尿病型、肿瘤型、肺病型、免疫增强型等。

04.058 组件型肠内营养剂 module type enteral nutrition, module diet

又称"模块型肠内营养剂"。用单一的某类营养素制剂，按营养师、医师要求，在医院配制的肠内营养组合，以适合患者特殊需要的营养素制剂。主要包括蛋白质组件、脂肪组件、糖类组件、维生素组件和无机盐组件。

04.059 平衡型肠内营养剂 balanced type enteral nutrition

又称"通用型肠内营养剂(standard type en-

teral nutrition)"。包括糖类、完整蛋白质、脂质或其分解产物，以及生理需要量的电解质、维生素、水和微量元素等在内的肠内营养制剂。

04.060 疾病特异型肠内营养剂 disease specific type enteral nutrition

根据不同疾病的病理生理学特征及营养素代谢特点进行配方调整的肠内营养制剂。但临床有效性方面是否超过平衡型有待高质量临床研究支持。

04.061 免疫增强型肠内营养剂 immune-enhancing type enteral nutrition

含有药理营养素[如谷氨酰胺、二十碳五烯酸(EPA)、二十二碳六烯酸(DHA)、精氨酸等]的肠内营养制剂。

04.062 特殊医学用途配方食品 food for special medical purpose, FSMP

简称"医用食品"。为了满足由于完全或部分进食受限、消化吸收障碍或代谢紊乱人群的每天营养需要，或满足由于某种医学状况或疾病而产生的对某些营养素或日常食物的特殊需求加工配制而成，且必须在医生或临床营养师指导下使用的配方食品。按其提供营养素是否全面分为三类：全营养特殊医学用途配方食品、特定全营养特殊医学用途配方食品和非全营养特殊医学用途配方食品。

04.063 食品添加剂 food additive

为改善食品品质和色、香、味，以及为防腐和加工工艺的需要而加入食品中的化学合成物或天然物质。包括酸度调节剂、甜味剂、漂白剂、着色剂、乳化剂、增稠剂、防腐剂、营养强化剂等。

04.064 凝固剂 coagulant

使食品中胶体(果胶、蛋白质等)凝固为不溶性凝胶状态的食品添加剂。主要有硫酸钙、氯化钙、盐卤等。

04.065　防腐剂　antiseptic
天然或合成的化学成分。用于食品、药品、颜料、生物标本等，以延迟微生物生长或防止化学变化引起的腐败。常用的防腐剂有亚硝酸盐及二氧化硫等。

04.066　乳酸菌　lactic acid bacteria, LAB
可将糖类发酵且其主要产物为乳酸的一类不产芽孢、革兰氏染色阳性细菌的统称。是一群相当庞杂的细菌，至少可分为 18 个属，共 200 多种。除极少数外，其中绝大部分是人体内必不可少的且具有重要生理功能的益生菌。

04.067　益生菌　probiotics
一类对宿主有益的活性微生物。是定植于人体肠道、生殖系统内，能产生确切健康功效从而改善宿主微生态平衡、发挥有益作用的有益活性微生物的总称。人体、动物体内有益的细菌或真菌主要有：酪酸梭菌、乳杆菌、双歧杆菌、放线菌、酵母菌等。

04.068　益生元　prebiotics
又称"益生素"。一种膳食补充剂。通过选择性地刺激一种或少数几种菌落中的细菌生长与活性而对宿主产生有益的影响，从而改善宿主健康的不可被消化的食品成分。其特点应包括在通过上消化道时，大部分不被消化而能被肠道菌群所发酵。此外，只刺激有益菌群的生长，而非刺激有潜在致病性或腐败活性的有害细菌。

04.069　合生元　synbiotics
又称"合生素"。益生菌与益生元的混合制剂。

04.070　焦亚硫酸钠　sodium pyrosulfite
白色或黄色结晶粉末或小结晶的化合物。水溶液呈酸性，与强酸接触则放出 SO_2 而生成相应的盐类。在氨基酸制剂中是否加焦亚硫酸钠、加焦亚硫酸钠量的大小，均是要关注的问题。

04.071　亚硒酸钠　sodium selenite
由亚硒酸和氢氧化钠中和成盐制得的化合物。用于补充微量元素硒的不足。较高浓度能促进细胞 DNA 的增殖活性，延缓细胞衰老。临床用于防治克山病、大骨节病等。

04.072　巴氏消毒法　pasteurization
利用低于 100℃ 的热力杀灭微生物的消毒方法。由法国微生物学家巴斯德(L. Pasteur)于 1863 年发明，广泛应用于牛奶、啤酒、人乳及婴儿合成食物等不能进行高温灭菌的液体的消毒。

04.073　冷灭菌　cold sterilization
在杀菌过程中不升高温度的杀菌方法。如过滤法。

04.074　冷藏　cold storage
在低于常温但不低于物品冻结温度条件下的一种保藏方法。通常指 2~8℃。

04.03　适应证与并发症

04.075　适应证　indication
又称"指征"。药物、治疗方法所适用的范围及标准。

04.076　禁忌证　contraindication
由于特定处置、治疗措施或药物的作用特点和潜在风险，对一些疾病、症状、人体状态和人口学指标范围内(如儿童、老年人、孕妇及哺乳期妇女、肝肾功能不全者)不适合应用，或禁止其应用的临床情况。

04.077 并发症 complication
由一种疾病、操作或治疗引起的无法预料的不良临床状况。

04.078 共[存]病 comorbidity
与原发疾病同时存在且相互独立的一种或多种疾病或临床状态。

04.079 综合征 syndrome
构成疾病整体特征的一些体征、症状或其他表现集合而成的病症。尤其用于病因不明时。

04.080 慢性疾病 chronic disease
拥有以下一个或者多个特征的疾病。这些特征包括：持续时间长，可引起残疾，由不可逆的病理学改变所引起，需要特殊的训练来帮助恢复，或需要很长一段时间的监护、观察和护理。病程一般在 6 个月以上。

04.081 食源性疾病 food origin disease
通过摄食方式进入人体内的各种致病因子引起的，通常具有感染或中毒性质的一类疾病。根据病因分为内因性和外因性两类。

04.082 老年患者 elderly patient
根据世界卫生组织的定义，年龄已满或超过 65 岁的患者。

04.083 阿尔茨海默病 Alzheimer's disease, AD
一种病因未明、与遗传有关的神经系统进行性退变性疾病。临床上表现为智力水平的慢性削弱及记忆的慢性丢失，晚期易合并营养不良，尚无特殊治疗方法。

04.084 [脑]卒中 stroke
一种脑血液循环突发障碍的急性脑血管疾病。包括缺血性脑卒中(脑梗死)和出血性脑卒中两大类。

04.085 摄食障碍 eating disorder
一种不能正常进食的临床表现。主要表现为强迫进食或逃避进食，进而对患者的身心健康产生负面影响。

04.086 酮症 ketosis
各种原因导致酮体(乙酰乙酸、丙酮和 β 羟丁酸)生成量剧增，超过肝外组织的氧化能力时，血酮体水平显著升高，尿酮体排出增多的临床征象。

04.087 危重症 critical illness
病情严重、多变且有威胁生命的危急情况存在的临床征象。多伴有一个或多个器官功能不全或衰竭。

04.088 消化不良 dyspepsia
一种由胃肠动力障碍引起的疾病状态。也包括胃蠕动不好的胃轻瘫和食管反流病。临床表现为间断发作的上腹部不适或疼痛、饱胀、反酸、嗳气等。分两种：①功能性消化不良，有上述消化不良症状，但经检查没有发现明显的消化器官疾病或系统性疾病，主要和精神心理因素有关，如情绪波动，睡眠状态，休息不好，烟酒刺激等；②器质性消化不良，经过检查明确由某器官病变引起消化不良症状，如肝病、胆道疾病、胰腺疾病、糖尿病等。

04.089 胃动力 gastric motility
胃壁肌肉的收缩蠕动力。包括胃部肌肉收缩的力量和频率，其产生的胃内压增加胃排空的原始动力。

04.090 胃排空 gastric emptying
胃内食糜由胃排入十二指肠的过程。其速度受胃动力和食糜的理化性状与化学组成等因素影响。

04.091 胃轻瘫 gastroparesis, gastroplegia

一种以胃排空延缓为特征的临床综合征。主要表现为早饱、餐后上腹饱胀、饮食减少、恶心、发作性干呕或呕吐、体重减轻等，且临床上检查未发现胃肠道有器质性损害。

04.092 糖尿病性胃轻瘫 diabetic gastroparesis

糖尿病患者出现的胃动力低下和胃排空延迟的一组症状。应避免将一些胃肠道表现归因于管饲营养或其他影响胃肠动力学的因素。

04.093 肠功能障碍 gut function barrier, gut insufficiency, gut dysfunction

肠实质和(或)功能的损害，导致消化、吸收营养和(或)屏障功能发生严重障碍的现象。可分为三型：①功能性小肠长度绝对减少型，如短肠综合征(SBS)。②小肠实质广泛损伤型，如放射性肠损伤、炎性肠病所致的肠功能障碍。各种原因所致的肠外瘘、肠梗阻当属此型，但多数为急性，可逆转。③以肠黏膜屏障功能损害为主，可同时伴有肠消化吸收功能的障碍，如严重创伤、出血、休克。

04.094 功能性肠病 functional bowel disease, FBD

以肠道功能性改变为特征的一类具有高度个体化特征及典型症状的病症。包括肠易激综合征、功能性便秘、功能性腹泻、功能性腹胀气及非特异性功能性肠病。

04.095 肠易激综合征 irritable bowel syndrome, IBS

包括腹痛、腹胀或以大便习惯改变为主要特征，并伴大便性状异常，持续存在或间歇发作，而又缺乏形态学和生物化学异常改变等可用器质性疾病解释的一组临床症状。大致可分为腹泻型、便秘型、腹泻便秘交替型和

不定型。多以年轻人和中年人为主，有家族聚集倾向。

04.096 吸收不良综合征 malabsorption syndrome

各种原因导致的小肠营养物质吸收不良而引起的一系列综合征。

04.097 肠衰竭 intestinal failure, gut failure

肠道功能下降至难以维持消化、吸收营养的最低需要量的临床征象。可分为两型：①以短肠综合征(SBS)为代表的功能性肠道减少；②各种因素导致的运动功能受损和广泛实质损伤。1956年由欧文(Irving)提出。

04.098 短肠综合征 short-bowel syndrome, SBS

由于肠系膜血管梗死、肠扭转、创伤、恶性肿瘤或广泛性坏死性肠炎而被广泛切除后，使小肠吸收面积显著减少而出现严重腹泻，吸收不良，水、电解质丢失等代谢障碍和进行性营养不良的一系列临床综合征。

04.099 炎[症]性肠病 inflammatory bowel disease

一组与遗传、环境、免疫相关的肠道疾病。致病性自身抗原与具有交叉反应的外来抗原刺激人体，产生异常免疫应答并导致相关组织损伤。

04.100 克罗恩病 Crohn's disease

又称"节段性回肠炎(segmental ileitis)""局限性肠炎(regional enteritis)""肉芽肿性结肠炎(granulomatous colitis)"。一种原因不明的肠道慢性炎症性疾病。在整个胃肠道的任何部位均可发病，但好发于末段回肠和右半结肠；以腹痛、腹泻、肠梗阻为主要症状，常合并营养不良；病情多迁延，常易反复。

04.101 溃疡性结肠炎 ulcerative colitis
一种慢性非特异性结肠炎症性疾病。病变主要位于结肠的黏膜层，且以溃疡为主，多累及直肠和远端结肠，也可向近端扩展，以致遍及整个结肠。主要症状有腹泻、脓血便、腹痛和里急后重。可发生于任何年龄，以20～30岁为多见，男性略多于女性，病程漫长，常反复发作。

04.102 放射性肠炎 radiation enteritis
患各种恶性肿瘤，盆腔或腹腔接受放射治疗，累及小肠、结肠和直肠，而引起的以肠道炎症为表现的并发症。分为急性和慢性两种。病理改变主要为早期肠黏膜细胞更新受到抑制；以后小动脉壁肿胀、闭塞，引起肠壁缺血，黏膜糜烂；晚期肠壁引起纤维化，肠腔狭窄或穿孔，腹腔内形成脓肿、瘘道和肠粘连等。

04.103 肠黏膜通透性 intestinal permeability
肠内容物通过时，肠壁具有的选择性地允许某些物质通过特定分子通道而被吸收的性能。

04.104 肠道相关淋巴组织 gut-associated lymphoid tissue, GALT
腹腔中胃肠道周围淋巴组织的总称。包括肠上皮细胞间、固有层的淋巴细胞、淋巴滤泡，派氏集合淋巴结（Peyer's patches）、肠系膜淋巴结等，在防止细菌黏附及细菌移位中起重要作用。

04.105 肠[黏膜]上皮细胞 intestinal epithelial cell, IEC
由吸收细胞、杯状细胞和少量内分泌细胞组成的上皮细胞。呈单层柱状，小肠还有帕内特（Paneth）细胞和未分化细胞。

04.106 肠屏障 intestinal barrier
肠道能防止肠腔内的有害物质如细菌和毒素穿过肠黏膜进入体内其他组织器官和血液循环的结构和功能的总和。包括两部分：①肠黏膜外防止细菌移位的支持系统，包括肠道正常菌群构成的生物屏障，健全的免疫系统构成的免疫屏障和合适的营养摄入；②肠黏膜本身（包括肠黏膜上皮细胞、基底膜与下面的淋巴管壁和静脉管壁）各种物理、化学因素形成的物理屏障和化学屏障。

04.107 肠上皮屏障 intestinal epithelial barrier
由肠黏膜上皮细胞、基底膜构成的屏障。各种物理、化学因素及病因造成其通透性增加、结构破坏，是细菌移位的基本原因。

04.108 细菌移位 bacterial translocation, BT
当胃肠道黏膜屏障的完整性遭到破坏时，原先寄生于胃肠道内的微生物及其毒素越过受损的黏膜屏障，侵入门静脉系统到达和通过肝脏进入血液大循环，再进入其他脏器的现象。正常情况下胃肠道以外的组织，如门静脉、肝脏及其他脏器或系统处于无菌状态。但该现象对临床结局到底会产生什么程度的影响，还需继续进行高质量、多中心临床研究来探索。

04.109 小肠细菌过度生长 small intestinal bacterial overgrowth, SIBO
由于疾病或治疗使调控肠道内菌群正常分布的各种因素产生改变后，小肠内菌群数量或菌群种类改变，达到一定程度引起小肠消化吸收障碍的疾病状态。

04.110 腹泻 diarrhea
排便次数明显超过平日习惯的频率，粪质稀薄，水分增加，每日排便量超过 200 g 的现象。可伴有黏液、脓血，或含未消化食物。分急性和慢性两类：①急性腹泻，发病急，病程为 2～3 周，极少超过 6～8 周；②慢性腹泻，病程至少在 4 周，常超过 6～8 周，或间歇期在 2～4 周的复发性腹泻。

04.111　渗透性腹泻　osmotic diarrhea
各种原因导致的肠腔内液体渗透压增高，使血浆和肠腔内容物之间的渗透压差增大，造成血浆中的水分快速移进肠腔内而引起的腹泻。原因可为服用高渗性药物或食物，以及消化或吸收不良等。特点为：①禁食或停药后腹泻停止；②肠腔内渗透压超过血浆渗透压；③粪便中含大量未经消化或吸收的食物或药物。

04.112　便秘　constipation
粪便干结坚硬或排出困难、排便次数减少的现象。以下三种排便障碍中的任何一种或者组合：排便次数减少；排便困难或排不尽感；粪便干、坚硬。三种症状在每位患者身上的主要表现的程度不同。通常症状为以排便频率减少为主，一般每 2～3 天或更长时间排便一次。

04.113　饱腹感　satiety
当食物进入消化道后，肠壁上的化学感受器和机械性刺激感受器向大脑传递信息使人产生的一种感觉。可影响人的进食欲望。

04.114　自发性味觉减退　idiopathic hypogeusia
没有明确原因导致的对所有食物都没有味觉的临床征象。

04.115　恶心　nausea
引起呕吐冲动的一种胃内不适感觉。常为呕吐的前驱感觉，但也可单独出现，主要表现为上腹部的特殊不适感，常伴有头晕、流涎、脉搏缓慢、血压降低等。

04.116　吞咽困难　dysphagia
食物从口腔至胃的过程中受到阻碍的一种症状。可由咽部、食管或贲门的功能或器质性梗阻引起。主要表现为进食后即刻或 8～10 s 内在咽、胸骨后或剑突后黏着、停滞或哽塞感。

04.117　肠瘘　intestinal fistula
肠管之间、肠管与其他脏器或者体外出现的病理性通道。造成肠内容物流出肠腔，引起感染、体液丢失、营养不良和器官功能障碍等一系列病理生理改变。肠管与其他空腔脏器相通称"肠内瘘（internal fistula）"；肠内容物漏出体表的称"肠外瘘（external fistula）"。

04.118　高流量肠瘘　high-output intestinal fistula
每日丢失消化液总量超过 500 ml 的肠瘘。

04.119　低流量肠瘘　low-output intestinal fistula
每日丢失消化液总量少于 500 ml 的肠瘘。

04.120　胃肠道瘘　gastrointestinal tract fistula
胃肠道之间或胃肠道与腹腔、皮肤之间的异常通道。

04.121　胆汁淤积　cholestasis
胆汁分泌及排泄障碍引起的一种病理生理过程。表现为肝脏及体循环内胆酸、胆固醇和胆红素等胆汁成分的过度堆积，造成对肝细胞及人体的损伤，长期持续的胆汁淤积将进展为肝纤维化甚至肝硬化。最常见的肝内原因是病毒性肝炎或其他肝炎、药物中毒性和酒精性肝病。较少见的原因包括原发性胆汁性肝硬化、妊娠期胆汁淤积、转移性肝癌及其他一些不常见的疾病。

04.122　喂养相关并发症　feeding-related complication

与肠内营养输注有关的导管性、感染性、代谢性和胃肠道并发症。

04.123 导管相关并发症 catheter-related complication
导管穿刺放置过程中和长期留置于体内而引起的各种并发症。如穿刺损伤血管、胸膜、神经等，导管相关性感染（包括导管相关性血流感染）、血栓、静脉炎，以及导管阻塞和脱落等。

04.124 导管相关脓毒症 catheter-related sepsis
因导管留置所引起的全身性严重感染，并证实外周血中有细菌存在并与导管相关的一种全身炎症反应综合征。

04.125 导管相关性感染 catheter-related infection
与静脉导管（一般为中心静脉导管）相关的感染。包括穿刺部位感染和血行感染。

04.126 置管相关并发症 insertion-related complication
发生在中心静脉导管放置过程中的各种并发症。包括空气栓塞、气胸、血管损伤、神经或胸导管损伤等。

04.127 中心静脉血栓形成 central venous thrombosis
在中心导管静脉穿刺入口（如颈静脉、锁骨下静脉或股静脉）附近静脉壁和导管末端（如上、下腔静脉或髂静脉）附近静脉壁形成的附壁血栓。有时也可在右心房、肺动脉或其分支中发现。中心静脉置管所导致的一种危险并发症。

04.128 隧道感染 tunnel infection
长期留置的静脉导管由于维护不当等原因，在导管穿出皮肤的隧道中细菌增殖形成的感染。严重者可导致脓毒血症。

04.129 外渗 extravasation
输液过程中药物或液体漏出或渗浸到血管外软组织中的现象。

04.130 压疮 pressure ulcer, pressure sore
又称"压力性溃疡"，俗称"褥疮（decubitus, bedsore）"。由于局部组织长时间受压，血液循环障碍，局部持续缺血、缺氧、营养不良而导致的软组织溃烂和坏死的病理现象。

04.131 静脉炎 phlebitis
静脉穿刺损伤、导管对静脉壁机械性损伤，以及较长时间接触刺激性药物等因素导致的静脉血管壁发生的炎症反应。表现为沿静脉走向出现条索状红线，局部组织发红、肿胀、灼热、疼痛，严重时伴有畏寒、发热等全身症状。包括化学性反应和细菌感染。

04.132 血栓性静脉炎 thrombophlebitis
各种原因导致血管壁的损伤（由外伤或静脉插管或输入刺激性液体所致）或静脉曲张引起的静脉内血液淤滞，进而静脉内形成血栓，发生静脉对血栓的炎性反应。主要临床表现为沿静脉走行的红、肿、痛和明显的压痛，并可触及索状静脉；全身反应少见。多发生于经外周静脉输注营养液时或留置静脉导管处。

04.133 热原反应 pyrogenic reaction
又称"生热反应"。由肠外营养各种药物本身含有的热原，或在营养液配制过程、储存期间、输注过程等环节，操作不规范引起污染产生热原，并由致热原引起的发热反应。

04.134 空气栓塞 air embolism

多量空气迅速进入血循环或溶解于血液内的气体迅速游离形成气泡，随血液的流动阻塞血管所引起的栓塞。多见于中心静脉导管穿刺和使用过程中。

04.135　导管阻塞　catheter occlusion
导管留置过程中因机械性或血栓形成等原因导致的管路堵塞现象。

04.136　胸导管　thoracic duct
在第一腰椎前方，由左、右腰干和肠干汇合而成的较大的淋巴输送管道。起自乳糜池，经主动脉裂孔入胸腔，上行至第五胸椎高度，向左侧斜行，经胸廓上口至颈根部，注入左静脉角。通过 6 条淋巴干和某些散在的淋巴管收集两下肢、盆部、腹部、左肺、左半心、左半胸壁、左上肢和头颈左半部的淋巴。锁骨下静脉穿刺在异常的情况下，有损伤胸导管有关部分而造成乳糜胸的情况。

04.137　气胸　pneumothorax
胸膜腔内积气的现象。多因为肺组织、气管、支气管、食管破裂，空气进入胸膜腔，或因为胸壁伤口穿破胸膜，胸膜腔与外界沟通，外界气体进入所致。可分为闭合性气胸、开放性气胸和张力性气胸三类。临床上行中心静脉置管可发生气胸并发症。

04.138　乳糜胸　chylothorax
胸膜腔内积贮来自胸导管渗漏的乳糜液或淋巴液的临床现象。直接原因多为胸导管受压或阻塞时，管内压力增高致胸导管或其在纵隔内分支破裂，乳糜液进入纵隔再穿破纵隔胸膜进入胸膜腔，也可能因胸导管压力高，发生肺内及肋间淋巴管的扩张、反流，乳糜液不经纵隔直接漏入胸膜腔。

04.139　血胸　hemothorax
胸膜腔积聚血液的病理现象。可与气胸同时存在。主要来源于心脏、胸内大血管及其分支、胸壁、肺组织、膈肌和心包血管出血。因血容量丧失可影响循环功能，还可压迫肺，减少呼吸面积。行中心静脉置管时可发生。

04.140　代谢拮抗剂　metabolic antagonist
又称"代谢拮抗物"。与生物体内基本代谢物的结构有某种程度相似的化合物。可竞争性地与特定的酶相作用，干扰基本代谢物被利用，从而干扰生物大分子的合成；或以伪代谢物的身份掺入生物大分子的合成中，形成伪生物大分子，导致致死合成，从而影响细胞生长。

04.141　代谢紊乱　metabolic disorder
人体对物质的消化、吸收、排泄出现病理性、不协调的供需不平衡的状态。可以表现为一种物质也可以表现为多种物质的紊乱。

04.142　应激　stress
人体在受到各种内外环境因素刺激时所出现的非特异性全身反应。主要表现为以交感-肾上腺髓质和下丘脑-垂体-肾上腺皮质轴兴奋为主的神经内分泌反应，以及细胞和体液中某些蛋白质成分的改变和一系列功能代谢的变化。

04.143　C 反应蛋白　C-reactive protein, CRP
机体受到微生物入侵或组织损伤等炎症性刺激时在血浆中急剧上升的、由肝细胞合成的一种蛋白质。在 Ca^{2+} 存在情况下可与菌体多糖 C 反应产生沉淀，属于急性时相反应蛋白，呈酸性，对热敏感。是人体急性时相反应的一个极为灵敏的指标。

04.144　衰退期　ebb phase
在创伤或应激后 12 ～ 48 h 出现的全身性代谢变化的阶段。包括氧耗减少、心排血量(心输出量)降低、低体温及胰岛素水平降低。

04.145　恢复期　convalescence period
疾病、损伤或手术后到完全复原的一段时间。

04.146　应激性溃疡　stress ulcer
严重创伤(包括手术)、大面积烧伤和严重感染等应激情况下，特别是并发休克或肾、肝、肺等脏器功能严重受损时，胃黏膜表现的急性病变。主要临床表现为上消化道出血，可危及生命。

04.147　代谢应激　metabolic stress
人体处于应激状态时出现的血糖升高，儿茶酚胺、胰高血糖素、糖皮质激素水平升高等代谢紊乱的一种病理状态。

04.148　代谢综合征　metabolic syndrome, MS
多种代谢成分异常聚集的病理状态导致的一组复杂的代谢紊乱综合征。导致糖尿病和心脑血管疾病的危险因素，其集簇发生可能与胰岛素抵抗有关。

04.149　再喂养综合征　refeeding syndrome
在长期饥饿后再喂养(包括经口摄食、肠外肠内营养)引起的、与代谢异常相关的一组表现。包括以低磷血症、低钾血症、低镁血症为突出表现的严重水、电解质失衡，葡萄糖耐受性下降和维生素缺乏等。通常在再喂养开始1周内发生，主要有以下表现：心律失常、急性心力衰竭、心搏骤停、低血压、休克、呼吸肌无力、呼吸困难、呼吸衰竭、神经精神系统异常等。易发生于营养不良患者，尤其是数月内体重下降超过10%的患者；其他如长期饥饿或禁食、嗜酒、神经性厌食、吸收不良综合征、体重明显下降的病态肥胖患者，以及消耗性疾病如癌症和艾滋病、部分术后患者等。

04.150　高氨基酸血症　hyperaminoacidemia
肝脏或肾脏疾病时，体内代谢紊乱，血氨基酸水平显著升高的病理状态。

04.151　高同型半胱氨酸血症　hyperhomo-cysteinemia
血液中同型半胱氨酸水平高于正常范围，大于 16 μmol/L 的人体状态。是动脉粥样硬化和冠心病的一个独立危险因素。

04.152　高尿酸血症　hyperuricemia
由于人体尿酸生成过多或(和)排泄减少，使血清尿酸水平在男性高于 420 mmol/L、女性高于 360 mmol/L 的病理状态。为嘌呤代谢紊乱所致的慢性代谢紊乱性疾病。过量的尿酸形成结晶沉积在关节引起痛风性关节炎，尿酸沉积在肾脏可引起肾结石。

04.153　高脂血症　hyperlipemia, hyperlipide-mia
由于脂肪代谢或运转异常使血浆中一种或几种脂质高于正常的病理状态。可表现为高胆固醇血症、高甘油三酯血症或两者兼有。

04.154　高胆固醇血症　hypercholesterolemia
血清总胆固醇含量增高，超过 5.2 mmol/L，而甘油三酯含量正常的病理状态。

04.155　高甘油三酯血症　hypertriglyceridemia
血清中甘油三酯含量增高，超过 1.70mmol/L，而总胆固醇含量正常($<$5.18 mmol/L)的病理状态。

04.156　高脂蛋白血症　hyperlipoproteinemia
血浆中的一种或多种脂蛋白含量异常升高的病理状态。是导致动脉粥样硬化的危险因素。

04.157　低胆固醇血症　hypocholesterolemia
人体外周血浆胆固醇浓度异常低下导致的

一种病症。可因脂质摄入过少或胆固醇合成减少所致。

04.158 低血糖症 hypoglycemia
血浆葡萄糖浓度低于 2.8 mmol/L（糖尿病患者低于 3.9 mmol/L）而导致脑细胞损伤的一组临床综合征。可因多种病因引起，其发病机制复杂，症状表现有较大的个体差异。可出现饥饿、心悸、冷汗、苍白、乏力，严重者可导致昏迷和死亡。进食、口服或静脉注射葡萄糖后即可缓解。外源性补充胰岛素过量是接受营养支持的患者出现低血糖症的重要因素。

04.159 高血糖症 hyperglycemia
空腹血糖高于 7.3 mmol/L（130 mg/dl）的病理状态。血糖高于肾糖阈值 9.0 mmol/L（160 mg/dl）可出现尿糖。

04.160 应激性高血糖症 stress hyperglyce-mia
在应激状态下出现的高血糖。主要原因是应激状态下葡萄糖产生增加，尤其是糖异生作用明显增强，同时也与葡萄糖的氧化利用下降有关。

04.161 高胰岛素血症 hyperinsulinemia
高于正常人胰岛素水平的病症。多出现在高血压或肥胖使胰岛素的生物学作用被削弱，人体对胰岛素产生抵抗，为了维持一个较正常的血糖水平，人体自我调节机制使其胰岛 B 细胞分泌较正常多几倍甚至十几倍的胰岛素来降低血糖。正常人空腹血浆胰岛素浓度为 0.005～0.02 U/L，口服 100 g 葡萄糖刺激后，峰值为 0.05～0.1 U/L。

04.162 胰岛素强化疗法 intensive insulin therapy
危重症患者接受肠外肠内营养支持期间，各种因素导致血糖异常升高，使用胰岛素泵持续输入胰岛素控制血糖，同时严密监测（每 2～4 h 一次或连续）血糖水平的一种治疗方法。目的是保持血糖稳定于 4.4～6.1 mmol/L，由比利时学者提出。因维持如此的血糖水平技术要求较高，如不慎进入过低血糖状态，则危害极大。不推荐一般医院的病房使用。

04.163 肥胖相关疾病 obesity-related disease, obesity-related comorbidity
与肥胖关系密切的疾病。如糖尿病、高血压、高脂血症、高尿酸血症、肥胖性肾病、睡眠呼吸暂停综合征、胆结石、骨关节炎、肥胖相关心肌病等。

04.164 糖胖病 diabesity
肥胖与糖尿病紧密相连的一种疾病。肥胖可介导胰岛素抵抗，而胰岛素抵抗是 2 型糖尿病发病的根源和基础。

04.165 皮克威克综合征 Pickwickian syn-drome
又称"肥胖低通气综合征(obesity hypoven-tilation syndrome)"，曾称"匹克威克综合征"。严重肥胖症的一个表现。由于腹腔和胸壁脂肪组织堆积，肺通气障碍，导致 CO_2 潴留，出现发绀；同时静脉回流受阻，静脉压升高，右心负荷增加；又由于脂肪组织过量，左心负荷增加，故出现高搏出量心衰。患者表现为呼吸困难，不能平卧，脉搏快速，可有发绀、水肿、嗜睡等。

04.166 肥胖相关心肌病 obesity-related car-diomyopathy
不能用高血压、冠心病、糖尿病或其他已知疾病解释的肥胖患者的心肌损伤。这种心肌病表现谱较广，可从亚临床表现至心功能衰竭。

04.167 机械通气 mechanical ventilation
利用呼吸机的机械装置产生气流和提供不同氧浓度，通过增加通气量、改善换气和减少呼吸频率，以达到改善或纠正缺氧、高碳酸血症的人工呼吸方法。主要起生命支持作用，为基础疾病的治疗创造条件。

04.168 急性呼吸窘迫综合征 acute respira-tory distress syndrome, ARDS
因肺实质发生急性弥漫性损伤而导致的急性缺氧性呼吸衰竭的临床征象。以进行性呼吸困难和顽固性低氧血症为特征。

04.169 微生物培养 microbiological culture
通过人工的方法利用专用的培养基和在一定的培养环境下使微生物生长繁殖的培养方法。在临床上多用于细菌性疾病的诊断和防治，可对细菌进行鉴别和研究。

04.170 血培养 blood culture
将新鲜离体的血液标本接种于营养培养基

上，在一定温度、湿度等条件下，使对营养要求较高的细菌生长繁殖并对其进行鉴别，从而确定病原菌的一种人工培养法。

04.171 药物敏感试验 drug sensitivity test
测定微生物对各种抗菌药物的敏感程度，通过药物敏感试验可以选择合适的药物进行治疗。

04.172 生化监测 biochemical monitoring
根据患者疾病和营养状况，以及接受肠外肠内营养不同阶段，定期测定血清和尿液中的某些参数，主要了解肝肾功能、糖脂水平和电解质变化，进而评估是否存在器官功能和代谢紊乱的方法。

04.173 亚甲蓝 methylene blue
曾称"美蓝"。一种噻嗪类碱性蓝色生物染料。被用作化学指示剂、染料、生物染色剂和药物。在肠外肠内营养中用于判断胃肠吸收功能。

05. 基础研究与临床研究

05.01 基础研究

05.001 基础研究 basic study, basic research
为获得营养素关于现象和可观察事实的基本原理及新知识而进行的实验性和理论性工作。

05.002 摄入 intake
摄取营养素的过程。

05.003 吸收 absorption
人体从环境中摄取营养素到体内的过程。

05.004 消化率 digestibility

反映食物在消化道内被分解和吸收程度的一项指标。是评价食物蛋白质营养价值的生物学方法之一。

05.005 可利用率 availability
某营养素或物质经过消化吸收后，实际被人体利用的部分占摄入总量的百分比。

05.006 蛋白质消化率 protein digestibility
在消化道内被吸收的蛋白质占摄入蛋白质的百分比。是反映食物被消化酶分解的程度及消化后氨基酸和肽被吸收程度的指标。

05.007　蛋白质表观消化率　apparent protein digestibility
不考虑粪代谢氮时，人体对食物蛋白质消化吸收的程度。

05.008　蛋白质真消化率　true protein digestibility
在考虑粪代谢氮时，蛋白质吸收量占摄入量的百分比。

05.009　[蛋白质]生物价　biological value, BV
蛋白质储留量占吸收量的百分比。

05.010　蛋白质净利用率　net protein utilization, NPU
蛋白质真消化率与蛋白质生物价的乘积。反映食物中蛋白质被利用的程度。

05.011　蛋白质功效比值　protein efficiency ratio, PER
又称"蛋白质效率"。实验期内动物平均每摄入 1 g 蛋白质时所增加的体重克数。是一种以体重增加为基础的测量食物蛋白质利用率的方法。

05.012　氨基酸评分　amino acid score, AAS
每克待评蛋白质中某种必需氨基酸量（mg）占每克参考蛋白质相应或理想模式的必需氨基酸量（mg）的百分比。

05.013　蛋白质消化率校正的氨基酸评分　protein digestibility-corrected amino acid score, PDCAAS
又称"蛋白质可消化性评分"。氨基酸评分与蛋白质真消化率的乘积。一种评估可消化的蛋白质(转化成氨基酸)对发育生长期儿童营养价值的指标，由联合国粮农组织（FAO）和世界卫生组织（WHO）推荐。如某蛋白质消化后含有人体全部必需氨基酸，其比

例也符合人体需求，则该蛋白质营养计分为 1.00，浓缩的大豆蛋白质营养计分为 0.99。

05.014　能量密度　density of energy, energy density
食物所含能量与食物重量的比值。

05.015　营养素密度　density of nutrient, nutrition density
又称"营养质量指数（index of nutritional quality, INQ）"。食物中某营养素满足人体需要的程度与其能量满足人体需要程度的值。营养素密度＝(一定数量某食物中的某营养素含量/同量该食物中含的能量)×1000。

05.016　供给量　allowance
可以提供能量的营养素量。受膳食习惯、天气状况等因素的影响。

05.017　需要量　requirement
在最适宜环境条件下，正常、健康生长或达到理想状态对各种营养物质种类和数量的最低要求。一个群体平均值，不包括一切可能增加需要量而设定的保险系数。

05.018　生理需要量　physiological requirement
人体能维持正常代谢所需要的能量及各种营养素的数量。

05.019　营养素生理需要量　nutritional physiological requirement
能保持人体健康、达到应有发育水平和能充分发挥效率完成各项体力和脑力活动的、人体所需要各种营养素的必需量。

05.020　推荐每日膳食供给量　recommended daily dietary allowance, RDA
每日膳食中应含有的能量和营养素的量。根

据人体对营养的生理需要，考虑各项安全（人体应激、个体差、食物烹调损失、人体消化吸收率及食物生产供应实际情况等）而制定的。

05.021 膳食营养素参考摄入量 dietary reference intake, DRI
在推荐每日膳食供给量（RDA）基础上发展起来的一组每日平均膳食营养素摄入量的参考值。包括四项内容：估计平均需要量（EAR）、推荐营养素摄入量（RNI）、适宜摄入量（AI）和可耐受最高摄入量（UL）。

05.022 估计平均需要量 estimated average requirement, EAR
根据某些指标判断可以满足某一特定性别、年龄及生理状况群体中 50%个体需要量的摄入水平。主要用于计划和评价群体的膳食，以及评估群体营养素摄入情况。

05.023 推荐营养素摄入量 recommended nutrient intake, RNI
可以满足某一特定性别、年龄及生理状况群体中绝大多数（97%～98%）个体需要量的摄入水平。主要用作个体每日摄入该营养素的目标值，长期可以维持组织中有适当的储备。相当于传统使用的推荐每日膳食供给量（RDA）。

05.024 适宜摄入量 adequate intake, AI
通过观察或实验获得的健康人群对某种营养素的摄入量。

05.025 可耐受最高摄入量 tolerable upper intake level, UL
某一生理阶段和性别人群，几乎对所有个体健康都无任何副作用和危险的平均每日营养素最高摄入量。目的是为了限制膳食和来自强化食物及膳食补充剂的某一营养素的总摄入量，防止该营养素引起的不良作用。

05.026 每日允许摄入量 acceptable daily intake, ADI
人每日摄入某种化学物质（如食品添加剂、农药等）而对健康不引起任何可观察到的损害作用的剂量。以每千克体重摄入该化学物质毫克数表示，单位为 mg/kg 体重。ADI 值越高，说明该化学物质的毒性越低。

05.027 每日蛋白质摄入量 daily protein intake, DPI
每日摄入的食物中所含蛋白质的量。应占总能量 10%～12%，其中动物蛋白质占蛋白质总量 33%以上，豆类蛋白质 10%以上。

05.028 每日能量摄入量 daily energy intake, DEI
每日摄入的全部食物中所含能量的总和。单位为 kcal 或 kJ。

05.029 摄入量估算 intake estimate
在无法通过实验研究获得具体数据时，参照已有的数据进行某种营养素或外来化学物质摄取量的估算。

05.030 复合维生素 multivitamin
根据营养需要，将多种维生素按比例混合而成的一种片剂或液体。

05.031 成碱性食品 base-forming food
含有金属元素如钠、钾等，经体内氧化代谢后可使体液偏向碱性的食物。如水果、蔬菜。

05.032 成酸性食品 acid-forming food
含有较高的硫、磷、氯等元素，经体内氧化代谢后，生成带阴离子的酸根，可使体液偏向酸性的食物。如肉类、鱼类。

05.033　抗氧化剂　antioxidant
一些能够抑制自由基导致人体连锁氧化反应、稳定体内自由基的物质。

05.034　抗生酮作用　antiketogenesis
膳食中糖类具有抑制脂肪分解、减少酮体生成的作用。如果糖类摄入不足，脂肪则不能被完全氧化，会产生大量酮体，产生酮血症。

05.035　产热　thermogenesis
人体各组织、器官分解代谢产生的能量。安静时，主要产热器官为内脏，其中肝脏代谢产能最多；活动时，骨骼肌代谢率显著提高，成为主要产热器官。

05.036　测热法　calorimetry
对不同过程中产生的能量进行测定的方法。

05.037　直接测热法　direct calorimetry
将被测者置于一特殊的检测环境中，收集被测者在一定时间内（通过辐射、传导、对流及蒸发）发散的总能量，然后换算成单位时间的代谢量的测试方法。主要用于研究肥胖和内分泌等疾病。

05.038　间接测热法　indirect calorimetry
根据一定时间内人体的耗氧量、二氧化碳和尿氮排泄量来推算所耗用的代谢物质的成分和数量，再计算出总产热量的方法。

05.039　间接热量测定仪　indirect calorimetric instrument
通过计算氧耗量和二氧化碳排出量，自动给出静息能量消耗值及呼吸商的仪器。包括三种：道格拉斯袋（Douglas bag）；移动式间接热量测定仪，俗称"代谢车（metabolic cart, MC）"；手提式间接热量测定仪。

05.040　双标记水法　doubly labeled water method, DLW method
用稳定同位素双标记的水，进入人体后，在一定时间内（8～15 天）连续收集尿样，通过测定尿样中稳定的双标记同位素及消失率，计算能量消耗量的测定方法。适用于任何人群和个体的测定，主要用于测定个体不同活动水平的能量消耗值。中国临床不用。

05.041　液体比重计　hydrometer
又称"液体密度计"。能在液体中垂直自由漂浮，由其浸没于液体中的深度得到液体密度的仪器。

05.042　液体比重测定法　hydrometry
根据不同的液体中比重计浸入的深度测量液体比重的方法。当比重计浮在液体中时，其本身的重力与其排开的液体的重力相等。

05.043　相加作用　additive action
两种或两种以上物质作用于同一靶器官或靶细胞时，总效应等于分别给予的相同剂量单一物质效应的总和。

05.044　蓄积[作用]　accumulation
外源性物质连续、反复进入人体，而且吸收速度超过代谢转化与排泄的速度时，在体内的量逐渐增加并储留的现象。

05.045　脱钙作用　decalcification
骨骼中钙的复合物被物理或化学方法去除，或因生理等原因丢失的过程。食物中脱钙作用较强的有奶制糖果、炸面包、巧克力、蛋糕、香蕉等。

05.046　脱氨作用　deamination
从氨基化合物（如氨基酸）脱去其氨基的过程。

05.047　转氨基作用　transamination

氨基在化合物之间的转移过程。如一种氨基酸的 α 氨基转移到一种 α 酮酸上的过程。是氨基酸脱氨基作用的一种途径。

05.048 转脱氨基作用 transdeamination
又称"联合脱氨作用"。氨基酸代谢过程中氨基酸的脱氨基和氨基转移作用的联合。人体在酶的作用下,氨基酸氧化脱氨时,常先通过转氨基作用将氨基转移到 α 酮戊二酸生成谷氨酸,再进一步氧化脱氨,可以把一些氨基酸的氨基转换成别的氨基,变成另外一种氨基酸,合成一些必需氨基酸来维持人体营养的平衡。而脱氨基就把这种氨基酸转变成另一种可以让人体利用的成分。

05.049 纤维蛋白原 fibrinogen
又称"血纤蛋白原"。一种高度可溶的细长蛋白质(340 kDa)。为六聚体,由三种多肽链(Aα、Bβ、γ)组成,肽链间以二硫键相连。由肝脏合成,经凝血酶加工成血纤蛋白单体,然后聚合形成血凝块,在血小板聚集中起辅助因子的作用,具有凝血功能。半衰期为 4～6 天。

05.050 纤维蛋白 fibrin
又称"血纤蛋白"。含有呈现相同二级结构的多肽链,多存在于血液中,不溶于水的一类蛋白质。许多纤维蛋白之间紧密结合,为单个细胞或整个生物体提供机械强度,起着保护结构的作用。在凝血过程中,凝血酶切除血纤蛋白原中的血纤肽 A 和 B 而生成的单体蛋白质。易于平行交错聚集成可溶性血纤蛋白多聚体,在凝血因子 XIIIa 作用下转变为不溶性血纤蛋白多聚体,形成血凝块。

05.051 胃肠胀气因子 flatulence factor
能影响人体消化、吸收营养物质,引起胃肠产生胀气或不适的物质。主要由低聚糖引起,如大豆中含有的低聚糖(包括棉籽糖和水苏糖)。由于人和动物肠道中缺乏 α 半乳糖苷酶,不能被水解、吸收。进入大肠后,被肠道微生物分解发酵,产生大量气体,可引起肠道胀气、腹痛、腹泻等消化不良症状。

05.052 葡萄糖耐量因子 glucose tolerance factor, GTF
三价铬与烟酸、谷氨酸、甘氨酸和半胱氨酸的水溶性配合物。具有增强葡萄糖利用及促使葡萄糖转变为脂肪的作用。

05.053 胃肠道激素 gastrointestinal hormone
存在于胃肠道、胆道和胰腺内的多种能分泌肽类的内分泌细胞分泌的激素。对胃肠道的运动和分泌起重要的调节作用。

05.054 胃促生长素 ghrelin
又称"食欲刺激素"。由胃底黏膜分泌的一种含 28 个氨基酸残基的多功能脑肠肽。对胃肠动力、胃酸分泌、能量摄入、食欲控制、心血管活动、睡眠与觉醒等都有一定的调节作用。

05.055 生长激素 growth hormone, GH
由脑腺垂体分泌的、能促进骨质和蛋白质合成,增加脂肪分解的一种激素。人工合成的生长激素结合低入量的营养支持,对中等程度的手术后患者可促进脂肪利用,减少蛋白质分解和肌力下降等,有益于人体组织修复,弱化手术后患者的蛋白质消耗等代谢反应,加快康复。但不适用于危重患者。

05.056 营养不良性角化过度 dystrophic hyperkeratosis
营养不良引起的表皮角化过速或角化物未正常脱落使角质层增厚的现象。

05.057 营养性缺铁性贫血 nutritional iron-deficiency anemia

人体对铁的需求与供给失衡，导致体内储存铁耗尽，继之红细胞内铁缺乏引起的贫血现象。

05.058 苯丙酮尿症 phenylketonuria, PKU
体内由于苯丙氨酸代谢途径中缺乏苯丙氨酸羟化酶，使得苯丙氨酸不能转变成为酪氨酸，导致苯丙氨酸及其酮酸蓄积，并从尿中大量排出的一种常见氨基酸代谢病。是一种常染色体隐性遗传病。

05.059 亚硝酸盐中毒 nitrite poisoning
又称"肠源性发绀(enterogenous cyanosis)""肠源性青紫症"。误食亚硝酸盐后，可使血中亚铁血红蛋白氧化成高铁血红蛋白，失去运氧功能，致使组织缺氧，出现口唇和皮肤青紫而中毒的现象。

05.060 食用微生物 edible microorganism
可供人体食用的微生物。包括某些酵母、真菌、细菌等。菌种资源比较多，有真菌(食用与药用大型真菌及酵母)、细菌(乳酸菌、光合细菌、根瘤菌及地衣芽孢杆菌)及微型藻与放线菌等。酵母是最常见的一种食用微生物。可用于制备蛋白质浓缩物，以及作为维生素 B 族的补充源。

05.061 超氧化物歧化酶 superoxide dismutase
能催化超氧负离子发生歧化反应生成过氧化氢和氧气的酶。其活性位点含有铜和锌，或者铁或锰。可以清除体内有氧代谢所产生的超氧自由基，帮助人体细胞抵御氧化损伤的酶类之一。广泛存在于需氧生物、耐氧生物及某些厌氧微生物中。

05.062 总铁结合力 total iron-binding capacity, TIBC
每升血清中运铁蛋白能结合的最大铁量。间接反映血清中运铁蛋白的含量。用比色法测定，

男性 $50 \sim 77\ \mu mol/L$；女性 $54 \sim 77\ \mu mol/L$。

05.063 运铁蛋白 transferrin
又称"转铁蛋白"。存在于血浆中运输铁的蛋白质。每分子可以结合两个三价铁。是能与金属结合，负责运载由消化道吸收的铁和由红细胞降解释放铁的糖蛋白。蛋白性肿瘤标志物之一。

05.064 运铜蛋白 transcuprein
又称"转铜蛋白"。铜吸收入血后，与之结合并运输至肝脏的高分子蛋白质产物。

05.065 尿蛋白总量 total urinary protein
人体尿液中蛋白质的总含量。通常采用 24 h 尿蛋白定量检验，在正常情况下，肾小球只能通过分子量较小的物质，患某些疾病时，蛋白质漏出增加。常作为评价肾功能的指标之一。

05.066 尿素 urea
体内蛋白质代谢分解的主要含氮终产物。在肝脏通过鸟氨酸循环合成，主要由肾脏排泄。由于尿素的分子量小又易于溶解，扩散力极大，故脑脊液、浆膜腔积液、唾液、汗液中的尿素浓度基本一致。

05.067 尿素氮 urea nitrogen
全称"血尿素氮(blood urea nitrogen, BUN)"。人体蛋白质代谢的主要终末产物。氨基酸脱氨基产生 NH_3 和 CO_2，两者在肝脏中合成尿素，每 1 g 蛋白质代谢产生尿素 0.3 g，尿素中氮含量为 28/60，故尿素氮约为尿素的一半。主要经肾脏排泄。在体内代谢稳定的情况下，血中尿素氮浓度可在一定程度反映肾小球的滤过功能。常作为评价肾功能的指标之一。

05.068 尿尿素氮 urine urea nitrogen, UUN

人体通过尿液排出的尿素氮。通常肾脏为排泄尿素的主要器官，尿素从肾小球滤过后在各段小管均可重吸收，但肾小管内尿流速越快重吸收越少，达到了最大清除率。

05.069 肌酐 creatinine
肌组织中肌酸的代谢产物。每 20 g 肌肉代谢可产生 1 mg 肌酐。主要由肾小球（肾脏的重要组成部分）滤过排出体外，人体肌肉以 1 mg/min 的速度释放入血中，血中肌酐浓度较尿素氮能更好地反映肾小球滤过功能。

05.070 尿肌酐 urine creatinine
肌肉在人体内代谢的产物。每 20 g 肌肉代谢可产生 1 mg 肌酐。主要由肾小球（肾脏的重要组成部分）滤过排出体外，包括外源性和内源性两种。

05.071 肌酐身高指数 creatinine-height index, CHI
2～3 次 24 h 尿肌酐总量测定的平均值与相同性别及身高的标准肌酐值比较所得的百分比。在肾功能正常的患者中，肌酐身高指数可作为一种衡量人体蛋白质水平的指标。

05.072 肌酐清除率 creatinine clearance
肾脏在单位时间内清除血浆中肌酐的能力。通常以每分钟能清除多少毫升血浆中的肌酐来表示，并以标准体表面积纠正。临床上用来估计肾小球滤过率。

05.02 临床研究

05.073 临床研究 clinical study
在人体（包括患者或健康志愿者）身上进行药品等试验的系统性研究。以证实或揭示试验用药品等的作用、不良反应，或试验用药品的吸收、分布、代谢和排泄规律。目的是确定试验用药品等的有效性与安全性。此种"试验用药品的临床研究"更需要严格的伦理委员会审查通过，充分保护患者或健康志愿者的安全，当然需要签署书面知情同意书。临床研究包括一般临床研究和临床试验。任何临床研究（包括无干预的队列研究）均需要伦理委员会通过，均需要知情同意。

05.074 研究方案 protocol
通常指开展研究的计划。要叙述研究的背景、理论基础和研究目的。有研究设计、方法、完成计划的组织方案和近年的文献，还包括统计学基础、研究计划执行和完成的条件。由主要研究者负责书写、在研究小组内讨论通过，报告伦理委员会和医院科研处，注明通过日期。

05.075 研究者手册 investigator's brochure
研究者参照的具体的临床研究计划。包括人员分配、经费配备、文献、未发表的相关参考资料。

05.076 制定指南的指南 guideline for guide-line constitution/amendment
制定或修订指南的方法学原则。

05.077 指南 guideline
根据现有最佳临床研究证据、卫生经济学信息和政策制定的指导行为的方针和规则。按照循证医学原则，以当前最佳证据为依据，按照系统和规范方法，在多学科专家、各级医院的临床医师和护理人员合作下达成共识。制定指南前先有"制定指南的指南"，使参加共识、指南工作的各方面代表有共同的基础认知，是保证共识、指南质量的基础。

05.078 伦理委员会 ethics committee
由医学专业人员、法律专家及非医务人员组成的独立组织。其职责为核查临床研究方案及附件是否合乎道德，并为之提供公众保证，确保受试者的安全、健康和权益受到保护。该委员会的组成和一切活动不应受临床研究组织和实施者的干扰或影响。

05.079 志愿者 volunteer
医学或生物学的研究项目中，志愿接受实验研究的健康个人或患者。不包括出于职业需要的人员。

05.080 排除标准 exclusion criteria
不能参加某项研究的规定，入选标准的对立面。

05.081 入选标准 inclusion criteria
又称"纳入标准"。入选某项研究必须满足的条件。

05.082 知情同意 informed consent
向受试者告知一项研究的各方面情况后，根据其自愿同意与否确定是否参加该项临床研究的过程。如同意需签署知情同意书。

05.083 循证医学 evidence-based medicine, EBM
慎重、准确和明智地应用当前所能获得的最佳研究结果，同时结合医生的个人专业技能和多年临床经验，结合患者的愿望，将三者结合制定出患者治疗措施的学科。

05.084 病例报告表 case report form, CRF
临床试验必备的一种规定化文件。用于记录每一名受试者在试验过程中的原始数据，保证信息保存、保留和回收，便于核实、稽查和分析。

05.085 标准操作规范 standard operating procedure, SOP
为有效地实施和完成某一临床研究中每项工作所拟定的标准和详细的书面规程。

05.086 前瞻性研究 prospective study
把研究对象选定，研究方式预定好，预先指明相关的影响因素，在这些条件下，对研究对象进行随访，分析判断，最后在原订计划的时间内做出评估的研究方法。

05.087 回顾性研究 retrospective study
事件发生后，通过回顾访查方法，从事件的结果反推分析和探索其发生的原因及规律的一类研究。

05.088 队列研究 cohort study
将研究对象按是否暴露于某因素分成暴露组与非暴露组或不同暴露水平的亚组，追踪观察一定时期，比较两组或亚组的疾病发生率或死亡率差异，以判断暴露因素与疾病发生或疾病结局之间的因果关系的一种观察性研究方法，是医学研究的方法之一。属于真实世界研究。

05.089 真实世界研究 real-world study, RWS
基于临床真实的情况采取的一种非随机、开放性、不使用安慰剂的研究。因此其得出的结果具有很高的外部有效性。其特点包括：研究的实施地点及干预条件为真实的临床实践环境；受试者的选择一般不加特别的限制条件；干预措施也如临床实际，并可由患者和医师进行交流而改变干预方法。

05.090 病例对照研究 case-control study
比较疾病或事件相关病例组和对照组在相关因素或防治措施方面的差异，确定上述因素或措施与疾病或事件间的关联程度与发生频率的一种回顾性研究。

05.091 随机对照试验 randomized controlled

trial, RCT

一种设立对照组且参加者被随机分配到治疗组或对照组的由因及果的研究设计，用于评价干预措施效果的试验。试验过程中，使非研究因素在两组间尽可能保持一致，给试验组施加干预措施，对照组同时给予安慰剂或不予处理。

05.092 多中心临床试验 multicenter clinical trial, multiple center clinical trial

又称"多中心临床研究（multicenter clinical study）"。由多位研究者按同一试验方案在不同地点和单位同时进行的临床试验。各中心同期开始与结束试验。多中心试验由一位主要研究者总负责，并作为临床试验各中心间的协调研究者。

05.093 随机化 randomization

为了保证各对比组间在大量不可控制的非处理因素的分布方面尽量保持一致而采取的一种统计学措施。

05.094 单盲 single blind

临床试验中只有研究者了解分组情况，研究对象不知道自己分组归属的试验设计。

05.095 双盲 double blind

受试者和研究者（包括研究者及其他医护人员、检查员、统计人员等）均不知道研究分组情况的研究方法。可减少资料的获取和评价偏倚。

05.096 揭盲 unblinding

在设盲的研究中揭开盲底使原来被盲者知道具体接受哪一种干预方法的过程。

05.097 随访 follow-up

对有健康问题的个人或群体的定期观察。以便对预防工作、临床诊断和疗效进行评价，

及时发现新的相关问题。

05.098 失访 lost to follow-up

队列研究中观察对象因种种原因不能随访至观察终点的现象。常见的是研究对象拒绝继续随访或移居外地等造成的丢失。

05.099 脱落 dropout

没有按照实际研究计划完成的情况。

05.100 优效性试验 superiority trial

通过对照试验显示试验药物的疗效优于阳性对照药，或由剂量反应关系证实疗效是最可信的临床试验。

05.101 非劣效性试验 non-inferiority trial

通过对照试验显示试验药物的疗效不劣于阳性对照药的临床试验。

05.102 等效性试验 equivalence trial

通过对照试验显示试验药物的疗效与某种已知的阳性药物相当的临床试验。需要计算把握度来确定样本量。

05.103 把握度 power

又称"检验力（power of test）"。能被显著性所检出的概率。其大小可用 $1-\beta$（β 为 II 型错误的概率大小）表示。是度量假设检验优劣程度的指标。做研究设计时，如果要求检出差别显著性的把握度越大，则要求样本含量也越多。

05.104 结局 outcome

某件事或行为的结果。临床研究中通常为所研究疾病的转归或治疗的效果。

05.105 终点 endpoint

研究方案中设定终止临床研究的一些观察指标或时间点。

05.106 主要结局 primary outcome
根据试验目标与设计决定的首要的、决定临床试验终止的指标和参数。

05.107 次要结局 secondary outcome
一项研究中除主要终点指标外关注的其他结局或测量指标。

05.108 替代终点 surrogate endpoint
以药物治疗及其他科学证据为基础，用于替代临床终点(结局)的其他指标体系。如临床测量指标、检验指标等。

05.109 安全性 safety
某个事件的安全程度。

05.110 有效性 efficacy
药物或其他治疗方法的效果。

05.111 死亡率 mortality
某年某地平均每千人口中的死亡数。反映当地居民总的死亡水平。常用千分率(‰)表示。

05.112 患病率 prevalence
某特定时间内一定人群中某病新旧病例所占比例。可以按照观察时间的不同分为时点患病率和期间患病率。

05.113 系统评价 systematic review, SR
按照特定的病种和疗法，全面收集所有相关、可靠的高质量临床研究并进行科学的定量合成(荟萃分析)从而得出综合可靠结论的评价方式。这种疗法究竟有效、无效或还需进一步研究。发达国家已将系统评价和随机对照研究作为制定治疗指南的主要依据。

05.114 荟萃分析 meta-analysis
针对某一具体问题，收集相关研究，获取其研究结果并进行统计合并，获取定量分析研究结果的过程。

05.115 中期分析 interim analysis
又称"期中分析"。临床试验过程中，对中间结果进行监测的过程。包括统计学分析和临床分析。

05.116 不良事件 adverse event, AE
在接受一种药品治疗后出现的不良医学变化/临床事件。但并不一定与治疗有因果关系。

05.117 严重不良事件 serious adverse event, SAE
发生需住院治疗、延长住院时间、伤残、影响工作能力、危及生命或死亡、导致先天畸形等的事件。

05.118 药品不良反应 adverse drug reaction, ADR
药物所引起的不符合药物治疗目的、带来痛苦或危害的反应。包括副作用、毒性反应、后遗效应和变态反应等。也可理解为与研究药物相关的不良事件。

05.119 监察 monitoring
检查研究进行情况的过程。包括进度与质量，并核实数据。

05.120 质量控制 quality control
用以保证与临床研究相关活动的质量达到要求的操作性技术和规程(包括数据输入的电子系统)。

05.121 分层 stratification
定义和构建层的过程。按非被试因素中几个主要影响因素(层次，如性别、病情等)先将对象分为若干群，然后再按随机化原则把每群的对象分配到各组的研究方法。

05.122 大规模试验 large scale trial
样本量较多的研究。通常指包含上千或更多名受试者的临床研究。

05.123 样本量 sample size
研究中拟抽取的或已抽取的样本(受试者)的数量。

05.124 小样本 small sample
从以往统计学分析来说,每组样本量小于 30 的样本。但样本量"大""小"要结合研究目标的具体情况,并根据统计学原则计算确定。

05.125 二元变量 binary variable
结果取值仅有两种可能的变量。

05.126 多元变量 multivariable
结果可取多个变量值的变量。

05.127 秩次 rank
变量值按照从小到大顺序所编的秩序号。

05.128 交互作用 interaction
两个或多个独立变量对同一反应变量产生共同效应的作用。但效应总和并不是每个变量效应的简单相加。

05.129 多因素分析 multiplicity analysis
包括多个预设变量的统计学方法,通过显著性水平来衡量因素对变量的影响。

05.130 正态分布 normal distribution
一种最常见的连续性随机变量的概率分布。该分布由平均值和方差两个参数决定,以均值为对称中线,方差越小,分布越集中在均值附近,其图形如钟形曲线。

05.131 对数正态分布 lognormal distribution
经过对数变换后服从正态分布的一种概率分布。

05.132 变异 variation
同一总体中不同个体间存在的差异。

05.133 概率 probability
表征随机事件发生可能性大小的一个度量,是事件本身所固有的不随人的主观意愿而改变的一种属性。

05.134 平均数 mean
又称"算术平均数(arithmetic mean)"。一组数据中所有数据之和再除以这组数据的个数。是反映数据集中趋势的一项指标。

05.135 方差 variance
总体中各变量值与其均数之差的平方的平均值。反映一组观察值的变异程度。同类资料比较时,方差越大,表明数据间离散程度或变异度越大。

05.136 标准差 standard deviation
方差的算术平方根。用于反映变量离散程度的一个指标。同类资料比较时,个体间变异程度越大,标准差越大,反之亦然。

05.137 优势 odds
某个事件发生的概率与不发生的概率之比。

05.138 优势比 odds ratio, OR, dominance ratio
又称"比值比"。两个优势之比。病例组中暴露人数与非暴露人数的比值除以对照组中暴露人数与非暴露人数的比值。是反映疾病与暴露之间关联强度的指标。通常用在四格表资料中表示某个治疗或危险因素效应的大小。

05.139 风险比 hazard ratio, HR

暴露组的风险函数与非暴露组的风险函数之比。通常由生存分析的考克斯（D. R. Cox）回归模型求得。

05.140 相对危险度 relative risk, RR
暴露组与非暴露组发病率之比。是反映暴露与发病（死亡）关联强度的最有用的指标。

05.141 归因危险度 attributable risk, AR
又称"特异危险度"。暴露组发病或死亡率与非暴露组发病或死亡率相差的绝对值。反映发病归因于暴露因素的程度。

05.142 零假设 null hypothesis
假设检验过程中设立的两组之间无差别的假设。特指双侧差异性检验。记为 H_0。

05.143 Ⅰ型错误 type Ⅰ error
又称"Ⅰ类错误""第一类错误"。拒绝了实际上成立的零假设的一类错误。其概率大小用 α 表示。

05.144 Ⅱ型错误 type Ⅱ error
又称"Ⅱ类错误""第二类错误"。接受了实际上不成立的零假设的一类错误。其概率大小用 β 表示。

05.145 假设检验 hypothesis test
全称"参数假设检验(parametric hypothesis test)"。根据设计和研究目的提出某种假设，然后根据现有资料提供的信息，并根据预先约定的显著性水平进行检验，对此假设做出拒绝还是接受的判断。

05.146 非参数假设检验 non-parametric hypothesis test
在总体方差未知或知道甚少的情况下，利用样本数据和总体分布形态等进行推断的方法。因在推断过程中不涉及总体分布的参数，

故得名。

05.147 秩和检验 rank sum test
非参数假设检验的一种。从两个非正态总体中所得到的两个样本之间的比较，其零假设为两个样本从同一总体中抽取的。

05.148 卡方检验 chi-square test
又称"χ^2 检验"。根据事件出现频率而进行的一种统计显著性检验。是判别实际观察数和理论数是否符合的统计检验。最常用于方差检验、分布曲线拟合优度检验等方面。

05.149 p 值 p value
统计学上行假设检验时，在零假设成立的前提下，出现当前状况及更极端情形的概率记为 p 值。用于表示对零假设的支持程度。一般当 p 值小于某显著性水平时，则拒绝零假设。

05.150 统计显著性 statistical significance
假设检验时，当 $p \leqslant \alpha$，拒绝 H_0 而接受 H_1 时，称 H_1 有"统计学意义"，或出现 H_1 的结果"非偶然的"，表示统计分析对 H_1 之认可的统计学现象。

05.151 显著性水平 significance level
在统计推断中，观察值或假设检验统计量落入估计区间或拒绝域的概率。是统计推断错误的概率指标。通常以 α 表示，是一个临界概率值。

05.152 方差分析 analysis of variance, ANOVA
一种针对定量指标进行多个治疗组之间比较的统计方法。根据不同需要把某变量方差分解为不同的部分，比较它们之间的大小并用 F 检验进行显著性检验。

05.153 回归分析 regression analysis

确定两种或两种以上变数间相互依赖的定量关系的一种统计分析方法。

05.154 线性回归分析 linear regression analysis

利用数理统计中的回归分析，来确定两个或两个以上变量间相互依赖的定量关系的一种统计分析方法。旨在建立描述应变量依自变量变化而变化的线性方程。用最小二乘法将因变量对自变量拟合为直线的方法。

05.155 多元回归分析 multiple regression analysis

包含多个协变量的线性回归。通过建立回归方程，利用数理统计原理研究因变量与多个自变量之间相关关系的一种方法。反映一种现象或事物的数量依多种现象或事物的数量的变动而相应地变动的规律。

05.156 偏倚 bias

在设计试验方案、试验实施、分析评价临床试验结果时，因主、客观因素（如病例选择、观察方法等）潜在的倾向性偏差导致结果出现的系统性、非随机性误差。

05.157 选择偏倚 selection bias

被选入研究中的研究对象与没有被选入者某些特征上的差异所造成的系统误差。主要产生于研究的设计阶段，在各类流行病学研究中均可能发生，以病例–对照研究与现况研究中为常见。常见的选择偏倚有：伯克森偏倚、奈曼偏倚、无应答偏倚、检出症候偏倚、易感性偏倚、健康工人效应和排除偏倚等。

05.158 观察者偏倚 observer bias

任何由观察者产生的测量偏倚或由观察者访视受试者产生的偏倚。

05.159 倾向评分匹配 propensity score matching, PSM

使用非实验数据或观测数据进行干预效应分析的一类统计方法。用于处理观察研究的数据。在观察研究中，由于种种原因，数据偏差和混杂变量较多，应用此方法可以减少这些偏差和混杂变量的影响，以便对实验组和对照组进行更合理的比较。常用于医学、公共卫生、经济学等领域，是真实世界研究常用的统计方法。

05.160 灵敏度 sensitivity

又称"敏感度""真阳性率(true positive rate, TPR)"。实际有病，按筛检试验的标准被正确地判为有病的百分比。反映筛检试验确定患者的能力。

05.161 特异度 specificity

又称"真阴性率(true negative rate, TNR)"。实际无病，按筛检试验的标准被正确地判为无病的百分比。反映筛检试验确定非患者的能力。

05.162 阳性预测值 positive predictive value, PPV

在诊断性试验中，阳性检验结果的患者患该疾病(正确结果)的概率。

05.163 阴性预测值 negative predictive value, NPV

在诊断性试验中，阴性检验结果的患者不患该疾病(正确结果)的概率。

05.164 符合方案分析 per-protocol analysis

只对依从性好、遵照方案基本完成治疗计划的受试者进行统计分析。即排除严重违背方案者后，评价处理措施效能的分析方法。

05.165 符合方案人群 per-protocol population, PP

依从性好、遵照方案基本完成治疗计划的受

试者。

05.166 意向性[治疗]分析 intention-to-treat analysis, ITT analysis

对所有符合方案要求经随机分组进入研究、开始治疗的病例进行统计分析，以对临床实践中可能出现的结果进行评价。

05.167 意向性[治疗]人群 intention-to-treat population

一个研究中按意向性分析原则确定的受试群体。即所有符合方案要求经随机分组进入研究、开始治疗的病例。

05.168 全分析集 full analysis set, FAS

合格病例和脱落病例的集合。但不包括剔除病例。

05.169 符合方案集 per-protocol set, PPS

符合纳入与排除标准、完成治疗方案的病例集合。用于对符合试验方案、依从性好、完成病例报告表规定填写内容的病例进行分析。

05.170 安全数据集 safety set, SS

至少接受一次治疗，且有安全性指标记录的实际数据。

05.171 卫生经济学评价 health economic evaluation

应用技术经济分析与评价方法，对卫生干预措施的制定、实施或产生的结果，从卫生资源的投入(卫生成本)和产出(效果、效益或效用)两个方面，进行科学的分析，为政府或卫生部门从决策到实施卫生干预措施，以及考察实现程度，提出评价和决策依据的方法。即从多维度对患者的疗效、生命质量及费用进行综合考量，以寻求决策最佳平衡的方法。

05.172 成本分析 cost analysis

对两个或两个以上疾病治疗方案的成本进行比较，以及对各种治疗方案成本构成进行分析的方法。

05.173 最小成本分析 cost-minimization analysis, CMA

在结局的产出或效果、效益和效用没有差别的情况下，来比较不同措施的成本，成本最小的措施优先考虑的分析方法。

05.174 成本–效果比 cost-effectiveness ratio, CER

将临床受益与干预成本相结合，对临床结局与干预成本进行卫生经济学对比。临床研究中常用增量成本–效果比。

05.175 增量成本–效果比 incremental cost-effectiveness ratio, iCER

将不同的医疗干预措施进行对比时，一种干预措施相对于另一种干预措施增加的成本与相对增加的效果的比值。

05.176 成本–效果分析 cost-effectiveness analysis, CEA

对成本消耗后得到的有用效果进行分析的一种方法。以临床结局为衡量指标，以成本和结局的比值表示分析结果，计算不同方案或疗法的每单位治疗效果所用的成本或单位成本的治疗效果。如减少一例感染并发症者的费用或一定费用可以减少几例感染并发症。

05.177 成本–效益分析 cost-benefit analysis, CBA

通过比较项目的全部成本和效益来评估项目价值的一种方法。将成本投入和产出结合起来，均以货币的形式度量，以寻求在医疗决策上如何以最小的成本获得最大的收益。在该方法中，某一项目或决策的所有成本和收益都将被一一列出，并进行量化。

05.178 成本-效用分析 cost-utility analysis, CUA

将预防、诊治或干预项目的成本以货币形态计量，收益则以经济学效用指标来描述，如生存期延长和生命质量有关指标改善等，并对成本和效用进行比较，进而对备选方案的经济性进行比选的方法。

05.179 临床路径 clinical pathway, CP

曾称"关键路径(critical pathway)"。根据患者诊断、年龄、疾病严重程度、风险因素评估(包括有没有营养风险、有没有营养不良)、是否手术，结合世界卫生组织(WHO)的国际疾病分类(ICD)编码，将患者分入若干诊断组，对其诊疗的步骤按序列出，并给出总的预付费用量的临床诊断与治疗规范性的流程和操作步骤。20世纪从波士顿新英格兰医疗中心启动的一种医疗改革模式，旨在规范医疗行为、缩短住院天数、降低成本、保证质量。

05.180 质量调整生命年 quality-adjusted life year, QALY

同时考虑生存时间和生存质量的一种综合测量指标。即将一个人的实际生存年数换算成相当于完全健康的人生存的年数。一种对质量调整后的寿命年，用于评价和比较某种干预(如营养支持)对健康的影响。假定健康地生活了一年则记为1，死亡则记为0，患者根据适当的标准自己记为0~1之间的数字。如在连续质量调整生命年观察的情况下，可以计算曲线下面积，如果在比较有无干预的两个群体(或组)时，可以计算两个不同曲线下面积，即表示两种干预的疗效差别，再结合成本差别，就能计算其成本-效果之间的比值，以此来比较考虑成本后的不同干预的效果差别。现国外将其用于临床某些科室研究的疗效评价之中，也用于有干预的随机对照研究或前瞻性队列研究及双盲或单盲临床研究中。

05.181 失能调整生命年 disability-adjusted life year, DALY

又称"伤残调整生命年"。从发病到死亡所损失的全部健康年。包括因早亡所致的寿命损失年和疾病所致伤残引起的寿命损失年两部分，经常用于测量疾病负担。

05.182 生命质量 quality of life, QoL

又称"生活质量""生存质量"。不同文化背景和价值体系下，与个体目标、期望、标准，以及与其所关心的事物有关的生存状况的体验。包括：①生理健康；②心理健康；③社会健康；④精神和(或)宗教信仰；⑤其他方面(如社会角色、医患关系、经济负担等)。现国外将其用于临床某些科室临床研究的疗效评价之中，但在有干预的随机对照研究或前瞻性队列研究中，是否盲法(有双盲或单盲)对结果的评价有影响。在营养支持方面恰当运用生活质量理念的、有科学质量的临床报告还很少。

05.183 按诊断分组/预付费系统 diagnosis-related groups/prospective payment system, DRG/PPS

依据患者的年龄、疾病诊断、合并症和并发症情况、治疗方式、"心血管-呼吸-营养风险"各方面的风险程度及转归等因素，患者分入某"按诊断分组"，医疗机构与社会保险机构研究比较合理的"按诊断分组"付费量的系统。当患者入院后社会保险机构就要向医疗机构预付费。经过一定长时间的实践，才能达到"医保机构-医疗机构-患者"三方面的平衡。与"单病种"不同，如按"单病种"定量付费，其病种总数可高达几万病种，可操作性很差。而"按诊断分组"就可减少到800~900组，有利于操作和管理。

英汉索引

A

antiseptic 防腐剂 04.065

antitrypsin 抗胰蛋白酶 02.134

APACHEⅡ 急性生理学和慢性健康状况评价Ⅱ
01.020

apparent protein digestibility 蛋白质表观消化率
05.007

appetite 食欲 02.025

AR 归因危险度，*特异危险度 05.141

arabinose 阿拉伯糖，*果胶糖 02.033

arachidonic acid 花生四烯酸 02.178

ARDS 急性呼吸窘迫综合征 04.168

Arg 精氨酸 02.088

arginine 精氨酸 02.088

arithmetic mean *算术平均数 05.134

arsenium 砷 02.264

artificial nutrition 人工营养 01.076

As 砷 02.264

ascorbate 抗坏血酸盐 02.205

ascorbic acid *抗坏血酸 02.204

Asn 天冬酰胺 02.089

Asp 天冬氨酸 02.084

asparagine 天冬酰胺 02.089

aspartic acid 天冬氨酸 02.084

attributable risk 归因危险度，*特异危险度 05.141

availability 可利用率 05.005

B

B 硼 02.263

bacterial translocation 细菌移位 04.108

balanced type enteral nutrition 平衡型肠内营养剂
04.059

balance of body fluid 体液平衡 03.080

B[a]P 苯并[a]芘 02.278

basal energy expenditure 基础能量消耗 02.012

basal metabolic rate 基础代谢率 03.008

basal metabolism 基础代谢 03.007

basal requirement 基础需要量 02.009

base-forming food 成碱性食品 05.031

basic research 基础研究 05.001

basic study 基础研究 05.001

BCA 人体组成测定，*身体成分评定 01.051

BCAA 支链氨基酸 02.097

bedsore *褥疮 04.130

BEE 基础能量消耗 02.012

benzo[a]pyrene 苯并[a]芘 02.278

BIA 生物电阻抗[分析]法 01.052

bias 偏倚 05.156

bilineurine 胆碱 02.271

binary variable 二元变量 05.125

biochemical monitoring 生化监测 04.172

bioelectrical impedance analysis 生物电阻抗[分析]法
01.052

biological half-life 生物半衰期 03.015

biological value [蛋白质]生物价 05.009

biotin 生物素 02.196

Bitot's spot 比托斑，*毕特斑，*比奥斑 02.218

blood culture 血培养 04.170

blood plasma 血浆 03.084

blood urea nitrogen *血尿素氮 05.067

blood volume 血量 03.085

BM 基础代谢 03.007

BMI 体重指数，*体质[量]指数 01.026

BMR 基础代谢率 03.008

body composition assessment 人体组成评定，*身体
成分评定 01.051

body fat 体脂 01.054

body fluid 体液 03.069

body fluid equilibrium 体液平衡 03.080

body mass index 体重指数，*体质[量]指数 01.026

body surface area 体表面积 01.058

body weight 体重 01.025

bolus enteral nutrition 肠内营养推注 04.050

boron 硼 02.263

branched chain amino acid 支链氨基酸 02.097

breast cancer-associated peptide *乳腺癌相关肽
02.127

BSA 体表面积 01.058

BT 细菌移位 04.108

BUN *血尿素氮 05.067

butyric acid 丁酸 02.170

BV [蛋白质]生物价 05.009

C

Ca　钙　02.238

cachexia　恶病质，*恶液质　01.042

calciferol　*钙化[固]醇　02.220

calcitonin　降钙素　02.275

calcium　钙　02.238

calorie　卡[路里]　02.005

calorimetry　测热法　05.036

caproic acid　*羊油酸　02.171

carbohydrate　糖类，*碳水化合物　02.026

carotene　胡萝卜素　02.207

β-carotene　β胡萝卜素　02.208

carotinoid　类胡萝卜素　02.209

case-control study　病例对照研究　05.090

casein　酪蛋白　02.125

case report form　病例报告表　05.084

cassava starch　木薯淀粉　02.057

catabolism　分解代谢　03.004

catechin　儿茶素，*茶单宁　02.279

catheter occlusion　导管阻塞　04.135

catheter-related complication　导管相关并发症
　04.123

catheter-related infection　导管相关性感染　04.125

catheter-related sepsis　导管相关脓毒症　04.124

CBA　成本–效益分析　05.177

CEA　成本–效果分析　05.176

central parenteral nutrition　经中心静脉肠外营养，
　*中心静脉营养　04.005

central vein　中心静脉　04.006

central venous catheter　中心静脉导管　04.008

central venous thrombosis　中心静脉血栓形成
　04.127

CER　成本–效果比　05.174

CHI　肌酐身高指数　05.071

chi-square test　卡方检验，*χ^2检验　05.148

cholecalciferol　*胆钙化醇　02.223

cholestasis　胆汁淤积　04.121

cholesterol　胆固醇，*胆甾醇　02.149

choline　胆碱　02.271

choline esterase　胆碱酯酶　02.272

chromium　铬　02.249

chronic disease　慢性疾病　04.080

chronic disease-related malnutrition　慢性疾病相关营

养不良　01.037

chronic malnutrition　慢性营养不良　01.041

chronic undernutrition　慢性营养不良　01.041

chylomicron　乳糜微粒　03.054

chylothorax　乳糜胸　04.138

chymotrypsin　糜蛋白酶　02.136

citric acid cycle　*柠檬酸循环　03.022

clinical nutrition　临床营养学　01.003

clinical outcome　临床结局　01.098

clinical pathway　临床路径　05.179

clinical study　临床研究　05.073

CM　乳糜微粒　03.054

CMA　最小成本分析　05.173

Co　钴　02.250

CoA　辅酶A　02.231

coagulant　凝固剂　04.064

cobalamin　*钴胺素　02.203

cobalt　钴　02.250

coenzyme Ⅰ　*辅酶Ⅰ　02.229

coenzyme Ⅱ　*辅酶Ⅱ　02.230

coenzyme A　辅酶A　02.231

cohort study　队列研究　05.088

cold sterilization　冷灭菌　04.073

cold storage　冷藏　04.074

colloid　胶体　03.070

colloid osmotic pressure　胶体渗透压　03.075

colloid system　胶体系统　03.071

comorbidity　共[存]病　04.078

complete protein　完全蛋白质　02.063

complication　并发症　04.077

compound amino acid for hepatic disease　肝病用复方
　氨基酸　04.036

compound amino acid for kidney disease　肾病用复方
　氨基酸　04.037

compound lipid-soluble vitamin　复方脂溶性维生素
　04.031

compound pediatric amino acid　儿童用复方氨基酸
　04.038

compound sodium chloride injection　复方氯化钠注射
　液　04.033

compound water-soluble vitamin　复方水溶性维生素
　04.030

conditional essential amino acid　条件必需氨基酸　02.094

conjugated protein　缀合蛋白质，*结合蛋白质　02.067

constipation　便秘　04.112

continuous infusion　持续输注　04.048

contraindication　禁忌证　04.076

convalescence period　恢复期　04.145

copper　铜　02.246

cost analysis　成本分析　05.172

cost-benefit analysis　成本–效益分析　05.177

cost-effectiveness analysis　成本–效果分析　05.176

cost-effectiveness ratio　成本–效果比　05.174

cost-minimization analysis　最小成本分析　05.173

cost-utility analysis　成本–效用分析　05.178

CP　临床路径　05.179

CPN　经中心静脉肠外营养，*中心静脉营养　04.005

Cr　铬　02.249

C-reactive protein　C反应蛋白　04.143

creatinine　肌酐　05.069

creatinine clearance　肌酐清除率　05.072

creatinine-height index　肌酐身高指数　05.071

CRF　病例报告表　05.084

critical illness　危重症　04.087

critical pathway　*关键路径　05.179

Crohn's disease　克罗恩病　04.100

CRP　C反应蛋白　04.143

crude protein　粗蛋白质　02.068

crystal osmotic pressure　晶体渗透压　03.076

CT　降钙素　02.275

Cu　铜　02.246

CUA　成本–效用分析　05.178

CVC　中心静脉导管　04.008

cyanocobalamin　*氰钴胺素　02.203

Cys　半胱氨酸　02.091

cysteine　半胱氨酸　02.091

cystine　胱氨酸　02.090

D

daily energy intake　每日能量摄入量　05.028

daily protein intake　每日蛋白质摄入量　05.027

DALY　失能调整生命年，*伤残调整生命年　05.181

DCB　双腔袋　04.018

deamination　脱氨作用　05.046

decalcification　脱钙作用　05.045

decubitus　*褥疮　04.130

dehydration　脱水，*失水　03.087

7-dehydrocholesterol　7–脱氢胆固醇　02.222

DEI　每日能量摄入量　05.028

density of energy　能量密度　05.014

density of nutrient　营养素密度　05.015

DEXA　双能X射线吸收法　01.053

diabesity　糖胖病　04.164

diabetic gastroparesis　糖尿病性胃轻瘫　04.092

diagnosis-related groups/prospective payment system　按诊断分组/预付费系统　05.183

diarrhea　腹泻　04.110

dietary fiber　膳食纤维　02.059

dietary reference intake　膳食营养素参考摄入量　05.021

digestibility　消化率　05.004

1, 25-dihydroxyvitamin D₃，1,25–二羟维生素 D₃ 02.224

1,25- dihydroxycholecalciferol　1,25–二羟胆钙化醇　02.224

direct calorimetry　直接测热法　05.037

disability-adjusted life year　失能调整生命年，*伤残调整生命年　05.181

disaccharide　二糖，*双糖　02.042

disease-related malnutrition　疾病相关营养不良　01.035

disease severity score　疾病严重程度评分　01.019

disease specific type enteral nutrition　疾病特异型肠内营养剂　04.060

DLW method　双标记水法　05.040

dominance ratio　优势比，*比值比　05.138

double blind　双盲　05.095

doubly labeled water method　双标记水法　05.040

Douglas bag　*道格拉斯袋　05.039

DPI　每日蛋白质摄入量　05.027

DRG/PPS　按诊断分组/预付费系统　05.183

DRI　膳食营养素参考摄入量　05.021

dropout　脱落　05.099

dropsy　*积水　03.096

drug sensitivity test　药物敏感试验　04.171

DSS 疾病严重程度评分 01.019

dual-chambered bag 双腔袋 04.018

dual energy X-ray absorptiometry 双能 X 射线吸收法 01.053

dyspepsia 消化不良 04.088

dysphagia 吞咽困难 04.116

dystrophic hyperkeratosis 营养不良性角化过度 05.056

E

EAA 必需氨基酸 02.071

EAR 估计平均需要量 05.022

early enteral nutrition 早期肠内营养 01.085

eating disorder 摄食障碍 04.085

ebb phase 衰退期 04.144

EBM 循证医学 05.083

edema 水肿，*浮肿 03.095

edible microorganism 食用微生物 05.060

EE 能量消耗 02.010

EEN 早期肠内营养 01.085

efficacy 有效性 05.110

EGF 表皮生长因子 02.269

elderly patient 老年患者 04.082

electrolyte 电解质 03.068

electrolyte disturbance 电解质紊乱 03.086

elemental diet *要素膳 04.056

elemental type enteral nutrition 要素型肠内营养剂 04.056

emulsification 乳化作用 04.025

emulsion 乳剂 04.023

emulsoid 乳胶体 04.024

EN 肠内营养 01.083

endogenous fecal nitrogen *粪内源氮 03.048

endpoint 终点 05.105

energy 能量 02.001

energy balance 能量平衡 03.009

energy coefficient 能量系数 02.007

energy density 能量密度 05.014

energy expenditure 能量消耗 02.010

energy malnutrition 能量缺乏型营养不良 01.038

energy metabolism 能量代谢 03.006

energy nitrogen ratio 热氮比，*能氮比 02.022

energy requirement 能量需要量 02.008

enteral feeding *肠内喂养 01.083

enteral feeding pump 肠内营养输注泵 04.043

enteral formulation 肠内营养配方 04.051

enteral nutrition 肠内营养 01.083

enteral nutrition preparation 肠内营养[制]剂 04.053

enteral tube feeding 管饲肠内营养 01.086

enterogenous cyanosis *肠源性发绀，*肠源性青紫症 05.059

epidermal growth factor 表皮生长因子 02.269

equivalence trial 等效性试验 05.102

ergocalciferol *麦角钙化[固]醇 02.220

ergosterol 麦角固醇，*麦角甾醇 02.221

essential amino acid 必需氨基酸 02.071

essential fatty acid 必需脂肪酸 02.167

essential microelement 必需微量元素 02.236

essential nutrient 必需营养素 01.008

estimated average requirement 估计平均需要量 05.022

ETF 管饲肠内营养 01.086

ethics committee 伦理委员会 05.078

etiologic criteria 病因型指标 01.029

evidence-based medicine 循证医学 05.083

evidence-based nutrition support 循证营养支持 01.073

exclusion criteria 排除标准 05.080

external fistula *肠外瘘 04.117

extracellular fluid 细胞外液 03.082

extravasation 外渗 04.129

F

F 氟 02.257

FAS 脂肪酸合成酶 03.062，全分析集 05.168

fat *脂肪 02.140

fat balance study 脂肪平衡研究 03.064

fat emulsion 脂肪乳 04.026

fat-free mass *去脂体重 01.056

fat mass 脂肪组织 01.055

fat-soluble vitamin 脂溶性维生素 02.183

fatty acid　脂肪酸　02.154

ω-3 fatty acid　ω-3 脂肪酸　02.164

ω-6 fatty acid　ω-6 脂肪酸　02.165

ω-9 fatty acid　ω-9 脂肪酸　02.166

fatty acid synthetase　脂肪酸合成酶　03.062

FBD　功能性肠病　04.094

Fe　铁　02.244

fecal nitrogen　粪氮　03.049

feeding-related complication　喂养相关并发症　04.122

FFA　*游离脂肪酸　02.169

FFM　*去脂体重　01.056

fibrin　纤维蛋白，*血纤蛋白　05.050

fibrinogen　纤维蛋白原，*血纤蛋白原　05.049

fish oil　鱼油　02.180

flatulence factor　胃肠胀气因子　05.051

flavanol　黄烷醇　02.290

flavone　黄酮　02.287

flavonoid　黄酮类化合物　02.288

flavonol　黄酮醇　02.289

fluorine　氟　02.257

fluorosis　氟中毒　02.258

folic acid　叶酸　02.197

follow-up　随访　05.097

food additive　食品添加剂　04.063

food for special medical purpose　特殊医学用途配方食品，*医用食品　04.062

food origin disease　食源性疾病　04.081

food specific dynamic action　*食物特殊动力作用　02.016

frailty　衰弱　01.044

free fatty acid　*游离脂肪酸　02.169

fructose　果糖　02.039

FSMP　特殊医学用途配方食品，*医用食品　04.062

full analysis set　全分析集　05.168

functional bowel disease　功能性肠病　04.094

G

galactose　半乳糖　02.040

galactosyltransferase　半乳糖基转移酶　02.051

GALT　肠道相关淋巴组织　04.104

gastric emptying　胃排空　04.090

gastric feeding　胃内喂养　01.089

gastric motility　胃动力　04.089

gastrointestinal hormone　胃肠道激素　05.053

gastrointestinal tract fistula　胃肠道瘘　04.120

gastroparesis　胃轻瘫　04.091

gastroplegia　胃轻瘫　04.091

GH　生长激素　05.055

ghrelin　胃促生长素，*食欲刺激素　05.054

GI　血糖[生成]指数　03.025

GL　血糖负荷　03.026

globulin　球蛋白　02.111

Glu　谷氨酸　02.085

glucagon　胰高血糖素　03.031

gluconeogenesis　糖异生　03.019

glucose　葡萄糖　02.035

glucose syrup　葡萄糖浆　02.038

glucose tolerance factor　葡萄糖耐量因子　05.052

glucosidase　葡[萄]糖苷酶　02.037

glucuronide　葡[萄]糖苷酸　02.036

glutamic acid　谷氨酸　02.085

glutathione　谷胱甘肽　02.107

Gly　甘氨酸　02.081

glycemic index　血糖[生成]指数　03.025

glycemic load　血糖负荷　03.026

glycine　甘氨酸　02.081

glycogen　糖原　03.023

glycogenesis　糖原生成　03.024

glycogenic amino acid　生糖氨基酸　02.099

glycolipid　糖脂　02.143

glycolysis　糖酵解　03.020

glycolytic pathway　糖酵解途径　03.021

glycoprotein　糖蛋白　02.131

granulomatous colitis　*肉芽肿性结肠炎　04.100

grip strength　握力　01.063

growth hormone　生长激素　05.055

GS　握力　01.063

GSH　谷胱甘肽　02.107

GTF　葡萄糖耐量因子　05.052

guideline　指南　05.077

guideline for guideline constitution/amendment　制定指南的指南　05.076

gut-associated lymphoid tissue　肠道相关淋巴组织　04.104

gut dysfunction　肠功能障碍　04.093

gut failure　肠衰竭　04.097

gut function barrier　肠功能障碍　04.093

gut insufficiency　肠功能障碍　04.093

H

Harris-Benedict formula　哈里斯–本尼迪克特公式　02.013

hazard ratio　风险比　05.139

HDL　高密度脂蛋白　03.058

health economic evaluation　卫生经济学评价　05.171

hemoglobin　血红蛋白　02.114

hemothorax　血胸　04.139

HEN　家庭肠内营养　01.097

heparin cap　肝素帽　04.017

heparin plug　肝素帽　04.017

hexabion　*抗皮炎素　02.195

hexanoic acid　己酸　02.171

hexose　己糖，*六碳糖　02.034

high-density lipoprotein　高密度脂蛋白　03.058

high-output intestinal fistula　高流量肠瘘　04.118

His　组氨酸　02.093

histamine　组胺　02.138

histidine　组氨酸　02.093

HNS　家庭营养支持　01.095

home enteral nutrition　家庭肠内营养　01.097

home nutritional support　家庭营养支持　01.095

home parenteral nutrition　家庭肠外营养　01.096

homocysteine　同型半胱氨酸，*高半胱氨酸　02.101

homogenized diet　匀浆膳　04.052

HPN　家庭肠外营养　01.096

HR　风险比　05.139

human milk　人乳　02.123

hydrometer　液体比重计，*液体密度计　05.041

hydrometry　液体比重测定法　05.042

hydrop　积液　03.096

hydroxylation　羟基化[作用]　02.228

hydroxyproline　羟脯氨酸　02.087

Hyp　羟脯氨酸　02.087

hyperaminoacidemia　高氨基酸血症　04.150

hypercalcemia　高钙血症　03.098

hypercatabolism　高分解代谢　03.012

hyperchloric acidosis　高氯性酸中毒　03.117

hypercholesterolemia　高胆固醇血症　04.154

hyperglycemia　高血糖症　04.159

hyperhomocysteinemia　高同型半胱氨酸血症　04.151

hyperinsulinemia　高胰岛素血症　04.161

hyperkalemia　高钾血症　03.100

hyperlipemia　高脂血症　04.153

hyperlipidemia　高脂血症　04.153

hyperlipoproteinemia　高脂蛋白血症　04.156

hypermagnesemia　高镁血症　03.104

hypermetabolism　高代谢　03.011

hypernatremia　高钠血症　03.106

hyperphosphatemia　高磷血症　03.102

hypertonia　高渗压　03.079

hypertonic dehydration　高渗性脱水　03.090

hypertriglyceridemia　高甘油三酯血症　04.155

hyperuricemia　高尿酸血症　04.152

hypervitaminosis　维生素过多症　02.202

hypocalcemia　低钙血症　03.097

hypocaloric feeding　低热卡喂养　01.093

hypocaloric nutritional support　*低热量营养支持　01.092

hypocholesterolemia　低胆固醇血症　04.157

hypoglycemia　低血糖症　04.158

hypokalemia　低钾血症　03.099

hypomagnesemia　低镁血症　03.103

hypometabolism　低代谢　03.010

hyponatremia　低钠血症　03.105

hypoosmolality　低渗压　03.078

hypophosphatemia　低磷血症　03.101

hypopotassaemia　低钾血症　03.099

hypoprotein malnutrition　*低蛋白血症型营养不良　01.039

hypothesis test　假设检验　05.145

hypotonic dehydration　低渗性脱水　03.089

I

I 碘 02.255

IBS 肠易激综合征 04.095

iCER 增量成本–效果比 05.175

IDD 碘缺乏病 02.256

idiopathic hypogeusia 自发性味觉减退 04.114

IDL 中密度脂蛋白 03.056

IEC 肠[黏膜]上皮细胞 04.105

Ig 免疫球蛋白 02.120

IGF 胰岛素样生长因子 03.028

IL 白[细胞]介素 02.268

Ile 异亮氨酸 02.073

immune-enhancing type enteral nutrition 免疫增强型
  肠内营养剂 04.061

immunoglobulin 免疫球蛋白 02.120

inclusion criteria 入选标准，*纳入标准 05.081

incomplete protein 不完全蛋白质 02.065

incremental cost-effectiveness ratio 增量成本–效果比
  05.175

index of nutritional quality *营养质量指数 05.015

indication 适应证，*指征 04.075

indirect calorimetric instrument 间接热量测定仪
  05.039

indirect calorimetry 间接测热法 05.038

inflammatory bowel disease 炎[症]性肠病 04.099

inflammatory factor 炎症因子 01.061

informed consent 知情同意 05.082

infusion pump 输液泵 04.015

inorganic salt 无机盐 02.233

inositol hexaphosphate *肌醇六磷酸 02.282

INQ *营养质量指数 05.015

insertion-related complication 置管相关并发症
  04.126

insoluble dietary fiber 不溶性膳食纤维 02.061

insulin 胰岛素 03.027

insulin index 胰岛素指数 03.029

insulin-like growth factor 胰岛素样生长因子 03.028

intacted protein enteral nutrition 整蛋白型肠内营养剂
  04.057

intake 摄入 05.002

intake estimate 摄入量估算 05.029

intensive insulin therapy 胰岛素强化疗法 04.162

intention-to-treat analysis 意向性[治疗]分析 05.166

intention-to-treat population 意向性[治疗]人群
  05.167

interaction 交互作用 05.128

interim analysis 中期分析，*期中分析 05.115

interleukin 白[细胞]介素 02.268

intermediate density lipoprotein 中密度脂蛋白
  03.056

intermittent enteral nutrition infusion 肠内营养间歇输
  注 04.049

internal fistula *肠内瘘 04.117

interstitial fluid 组织间液 03.083

intestinal barrier 肠屏障 04.106

intestinal epithelial barrier 肠上皮屏障 04.107

intestinal epithelial cell 肠[黏膜]上皮细胞 04.105

intestinal failure 肠衰竭 04.097

intestinal fistula 肠瘘 04.117

intestinal permeability 肠黏膜通透性 04.103

intestinal trefoil factor *肠三叶因子 02.129

intracellular fluid 细胞内液 03.081

intravenous hyperalimentation 静脉高营养 01.079

intravenous nutrition *静脉营养 01.080

investigator's brochure 研究者手册 05.075

iodine 碘 02.255

iodine deficiency disorder 碘缺乏病 02.256

IP₆ *肌醇六磷酸 02.282

iron 铁 02.244

irritable bowel syndrome 肠易激综合征 04.095

isoleucine 异亮氨酸 02.073

isotonicity 等渗压 03.077

isotonic dehydration 等渗性脱水 03.088

ITF *肠三叶因子 02.129

ITT analysis 意向性[治疗]分析 05.166

IVN *静脉营养 01.080

02.234

malabsorption syndrome　吸收不良综合征　04.096

malnutrition　营养不良　01.033

malnutrition assessment　*营养不良评定　01.027

malnutrition risk　营养不良风险　01.014

malnutrition universal screening tool　营养不良通用筛查工具　01.022

maltitol　麦芽糖醇　02.049

maltose　麦芽糖　02.045

MAMC　上臂[中]肌围　01.069

manganese　锰　02.248

mannose　甘露糖　02.041

marasmic Kwashiorkor　*混合型营养不良　01.040

marasmus　*消瘦型营养不良，*单纯饥饿型营养不良　01.038

material metabolism　物质代谢　03.002

MC　*代谢车　05.039

MCFA　中链脂肪酸　02.161

MCT　中链甘油三酯　02.141

MCT/LCT fat emulsion　中长链脂肪乳　04.028

mean　平均数　05.134

measurable energy expenditure　可测量能量消耗　02.015

mechanical ventilation　机械通气　04.167

medical nutrition therapy　医学营养疗法　01.078

medium-chain fatty acid　中链脂肪酸　02.161

medium chain triglyceride　中链甘油三酯　02.141

medium-chain triglyceride/ long-chain triglyceride fat emulsion　中长链脂肪乳　04.028

MEF　少量肠内喂养　01.088

megajoule　兆焦　02.004

Met　甲硫氨酸，*蛋氨酸　02.075

meta-analysis　荟萃分析　05.114

metabolic acidosis　代谢性酸中毒　03.116

metabolic alkalosis　代谢性碱中毒　03.113

metabolic antagonist　代谢拮抗剂，*代谢拮抗物　04.140

metabolic cart　*代谢车　05.039

metabolic disorder　代谢紊乱　04.141

metabolic fecal nitrogen　粪代谢氮　03.048

metabolic half-life　代谢半衰期　03.014

metabolic nitrogen　代谢氮　03.046

metabolic pool　代谢库　03.016

metabolic rate　代谢率　03.013

metabolic stress　代谢应激　04.147

metabolic syndrome　代谢综合征　04.148

metabolism　代谢　03.001

metallothionein　金属硫蛋白　02.119

methionine　甲硫氨酸，*蛋氨酸　02.075

methylene blue　亚甲蓝，*美蓝　04.173

3-methylindole　3-甲基吲哚　02.137

Mg　镁　02.243

microbiological culture　微生物培养　04.169

microelement　微量元素　02.235

micronutrient　微量营养素　01.007

mid-arm circumference　上臂[中]围　01.068

mid-arm muscle circumference　上臂[中]肌围　01.069

mild dehydration　轻度脱水　03.091

mineral　*矿物质　02.233

minimal enteral feeding　少量肠内喂养　01.088

mini-nutritional assessment　微型营养评定　01.032

mini-nutritional assessment short-form　微型营养评定简表　01.023

miscible calcium pool　混溶钙池　02.239

mixed marasmus and visceral malnutrition　*混合型营养不良　01.040

Mn　锰　02.248

MNA　微型营养评定　01.032

MNA-SF　微型营养评定简表　01.023

MNT　医学营养疗法　01.078

Mo　钼　02.251

moderate dehydration　中度脱水　03.092

module diet　组件型肠内营养剂，*模块型肠内营养剂　04.058

module type enteral nutrition　组件型肠内营养剂，*模块型肠内营养剂　04.058

molecular nutrition　分子营养学　01.004

molybdenum　钼　02.251

monitoring　监察　05.119

monosaccharide　单糖　02.027

monounsaturated fatty acid　单不饱和脂肪酸　02.157

mortality　死亡率　05.111

MS　代谢综合征　04.148

multicenter clinical study　*多中心临床研究　05.092

multicenter clinical trial　多中心临床试验　05.092

multiple center clinical trial　多中心临床试验　05.092

multiple electrolyte injection　*复方电解质注射液

04.035

multiple lumen catheter　多腔导管　04.009

multiple regression analysis　多元回归分析　05.155

multiplicity analysis　多因素分析　05.129

multi-trace element solution　多种微量元素制剂　04.032

multivariable　多元变量　05.126

multivitamin　复合维生素　05.030

muscle strength　肌力　01.062

muscle strength test　肌力测定　01.064

MUST　营养不良通用筛查工具　01.022

6MWT　六分钟步行试验　01.065

myoglobin　肌红蛋白　02.115

myosin　肌球蛋白　02.116

myristic acid　豆蔻酸　02.172

N

Na　钠　02.242

NAD　烟酰胺腺嘌呤二核苷酸　02.229

NADP　烟酰胺腺嘌呤二核苷酸磷酸　02.230

nasogastric tube　鼻胃管　04.042

nausea　恶心　04.115

NCJ　空肠穿刺置管造口术，*针刺导管空肠造口术　04.041

NEAA　非必需氨基酸　02.080

NEAT　非运动性活动产热，*非运动性日常活动热效应　02.017

needle catheter jejunostomy　空肠穿刺置管造口术，*针刺导管空肠造口术　04.041

NEFA　非酯化脂肪酸　02.169

negative nitrogen balance　负氮平衡　03.042

negative predictive value　阴性预测值　05.163

net protein utilization　蛋白质净利用率　05.010

neutral fat　*中性脂肪　02.140

Ni　镍　02.254

nickel　镍　02.254

nicohric acid deficiency　*烟酸缺乏症　02.190

nicotinamide adenine dinucleotide　烟酰胺腺嘌呤二核苷酸　02.229

nicotinamide adenine dinucleotide phosphate　烟酰胺腺嘌呤二核苷酸磷酸　02.230

nicotinic acid　烟酸，*尼克酸　02.189

nicotinic acid deficiency　*烟酸缺乏症　02.190

nitrite poisoning　亚硝酸盐中毒　05.059

nitrogen balance　氮平衡　03.039

nitrogen balance index　氮平衡指数　03.040

nitrogen soluble index　氮溶解指数　03.044

non-elemental type enteral nutrition　*非要素型肠内营养剂　04.057

nonessential amino acid　非必需氨基酸　02.080

nonessential microelement　非必需微量元素　02.237

nonessential nutrient　非必需营养素　01.010

non-esterified fatty acid　非酯化脂肪酸　02.169

non-exercise activity thermogenesis　非运动性活动产热，*非运动性日常活动热效应　02.017

non-inferiority trial　非劣效性试验　05.101

non-parametric hypothesis test　非参数假设检验　05.146

non-protein calorie　非蛋白质热卡　02.021

non-protein nitrogen　非蛋白质氮　03.045

non-protein respiratory quotient　非蛋白质呼吸商　02.024

normal distribution　正态分布　05.130

NPC　非蛋白质热卡　02.021

NPRQ　非蛋白质呼吸商　02.024

NPU　蛋白质净利用率　05.010

NPV　阴性预测值　05.163

NRI　营养风险指数　01.024

NRS　营养风险筛查　01.016

NRS 2002　营养风险筛查 2002　01.017

NSI　氮溶解指数　03.044

NST　营养支持团队，*营养支持小组　01.072

nucleotide　核苷酸　02.281

null hypothesis　零假设　05.142

nutrient　营养素　01.005

nutriology　营养学　01.002

nutrition　营养学　01.002，01.012

nutritional assessment　营养评定　01.027

nutritional intervention　营养干预　01.075

nutritional iron-deficiency anemia　营养性缺铁性贫血　05.057

nutritional physiological requirement　营养素生理需要量　05.019

nutritional risk　营养风险　01.013

nutritional risk index　营养风险指数　01.024

nutritional risk screening　营养风险筛查　01.016

nutritional risk screening 2002　营养风险筛查 2002　01.017

nutritional screening　营养筛查　01.015

nutritional support team　营养支持团队，*营养支持小组　01.072

nutrition care　营养诊疗　01.074

nutrition density　营养素密度　05.015

nutrition support　*营养支持　01.071

nutrition support therapy　营养支持疗法　01.071

O

obesity　肥胖　01.047

obesity hypoventilation syndrome　*肥胖低通气综合征　04.165

obesity-related cardiomyopathy　肥胖相关心肌病　04.166

obesity-related comorbidity　肥胖相关疾病　04.163

obesity-related disease　肥胖相关疾病　04.163

obligatory nitrogen loss　必要氮损失　03.050

observer bias　观察者偏倚　05.158

odds　优势　05.137

odds ratio　优势比，*比值比　05.138

1, 25-(OH)$_2$D$_3$　1,25-二羟维生素 D$_3$　02.224

oleic acid　油酸　02.177

oligosaccharide　寡糖，*低聚糖　02.028

omega-3 fatty acid　ω-3 脂肪酸　02.164

omega-6 fatty acid　ω-6 脂肪酸　02.165

omega-9 fatty acid　ω-9 脂肪酸　02.166

ONS　口服营养补充　01.090

OR　优势比，*比值比　05.138

oral nutritional supplement　口服营养补充　01.090

osmosis　渗透作用　03.073

osmotic diarrhea　渗透性腹泻　04.111

osmotic pressure　渗透压　03.074

outcome　结局　05.104

overfeeding　过度喂养　01.094

overnutrition　营养过剩　01.045

overweight　超重　01.046

oxidation　氧化　03.017

oxidative phosphorylation　氧化磷酸化　03.018

P

P　磷　02.240

palmitic acid　软脂酸，*棕榈酸　02.173

pancreatic amylase　胰淀粉酶　03.030

pantothenate　泛酸　02.191

pantothenic acid　泛酸　02.191

parametric hypothesis test　*参数假设检验　05.145

parathyroid hormone　甲状旁腺激素　02.276

parenteral and enteral nutrition　肠外肠内营养学　01.001

parenteral nutrition　肠外营养　01.080

partially complete protein　半完全蛋白质　02.064

partial parenteral nutrition　*部分肠外营养　01.082

pasteurization　巴氏消毒法　04.072

patient-generated subjective global assessment，PG-SGA　患者参与的主观全面评定　01.031

Pb　铅　02.266

PC　*磷脂酰胆碱　02.146

PDCAAS　蛋白质消化率校正的氨基酸评分，*蛋白质可消化性评分　05.013

pectin　果胶　02.058

PEG　经皮内镜下胃造口术　04.039

PEJ　经皮内镜下空肠造口术　04.040

pellagra　糙皮病　02.190

PEM　蛋白质-能量营养不良　01.040

pentose　戊糖，*五碳糖　02.030

pepsin　胃蛋白酶　02.132

peptide　肽　02.105

PER　蛋白质功效比值，*蛋白质效率　05.011

percutaneous endoscopic gastrostomy　经皮内镜下胃造口术　04.039

percutaneous endoscopic jejunostomy　经皮内镜下空肠造口术　04.040

peripheral cannula　外周静脉套管　04.003

peripherally inserted catheter　外周静脉导管　04.004

peripherally inserted central venous catheter　经外周静脉穿刺的中心静脉导管，*外周中心静脉导管，*经外周置入中心静脉导管，*经外周静脉穿刺中心静脉置管　04.007

peripheral parenteral nutrition　经外周静脉肠外营养，*周围静脉营养　04.001

peripheral vein　外周静脉　04.002

peristaltic pump　蠕动泵　04.047

permissive underfeeding　允许性低摄入，*允许性摄入不足　01.092

per-protocol analysis　符合方案分析　05.164

per-protocol population　符合方案人群　05.165

per-protocol set　符合方案集　05.169

pharmaconutrient　药理营养素　01.011

Phe　苯丙氨酸　02.076

phenotypic criteria　表现型指标　01.028

phenylalanine　苯丙氨酸　02.076

phenylketonuria　苯丙酮尿症　05.058

phlebitis　静脉炎　04.131

phosphatidylcholine　*磷脂酰胆碱　02.146

phospholipid　磷脂　02.144

phosphorus　磷　02.240

physical activity　体力活动　02.018

physiological hyaluronidase inhibitor　生理透明质酸酶抑制剂　02.273

physiological requirement　生理需要量　05.018

phytic acid　植酸　02.282

phytochemicals　植物化学物质　02.284

phytoestrogen　植物雌激素　02.283

phytosterol　植物固醇，*植物甾醇　02.151

PIC　外周静脉导管　04.004

PICC　经外周静脉穿刺的中心静脉导管，*外周中心静脉导管，*经外周置入中心静脉导管，*经外周静脉穿刺中心静脉置管　04.007

Pickwickian syndrome　皮克威克综合征，*匹克威克综合征　04.165

PKU　苯丙酮尿症　05.058

plasma folate　血浆叶酸　02.198

plasma lipoprotein　血浆脂蛋白　03.059

PN　肠外营养　01.080

pneumothorax　气胸　04.137

polyenoic acid　*多烯酸　02.158

polysaccharide　多糖　02.029

polyunsaturated fatty acid　多不饱和脂肪酸　02.158

polyunsaturated-to-saturated fatty acid ratio　多不饱和脂肪酸/饱和脂肪酸比率　02.159

polyurethane　聚氨酯　04.011

polyvinyl chloride　聚氯乙烯　04.012

port　*输液港　04.014

positive nitrogen balance　正氮平衡　03.041

positive predictive value　阳性预测值　05.162

potassium　钾　02.241

power　把握度　05.103

power of test　*检验力　05.103

PP　符合方案人群　05.165

PPN　*部分肠外营养　01.082，经外周静脉肠外营养，*周围静脉营养　04.001

PPS　符合方案集　05.169

PPV　阳性预测值　05.162

prealbumin　前白蛋白，*前清蛋白　02.113

prebiotics　益生元，*益生素　04.068

pressure sore　压疮，*压力性溃疡　04.130

pressure ulcer　压疮，*压力性溃疡　04.130

prevalence　患病率　05.112

primary malnutrition　*原发性营养不良　01.034

primary outcome　主要结局　05.106

Pro　脯氨酸　02.086

probability　概率　05.133

probiotics　益生菌　04.067

proline　脯氨酸　02.086

propensity score matching　倾向评分匹配　05.159

prospective study　前瞻性研究　05.086

prostaglandin　前列腺素　02.179

protease　蛋白酶　03.036

protein　蛋白质　02.062

protein catabolic rate　蛋白质分解率　03.032

protein digestibility　蛋白质消化率　05.006

protein digestibility-corrected amino acid score　蛋白质消化率校正的氨基酸评分，*蛋白质可消化性评分　05.013

protein efficiency ratio　蛋白质功效比值，*蛋白质效率　05.011

protein-energy malnutrition　蛋白质–能量营养不良　01.040

protein malnutrition　蛋白质缺乏型营养不良　01.039

protein sparing action　蛋白质节约作用　03.035

protein supplementary action　蛋白质互补作用　03.034

protein turnover　蛋白质更新，*蛋白质转换，*蛋白质周转　03.033

proteinuria　蛋白尿　03.037

protocol　研究方案　05.074

provitamin A 维生素 A 原 02.210

provitamin D₃ *维生素 D₃ 原 02.222

provitamin D_3 *维生素 D_3 原 02.222

PS2 *乳腺癌相关肽 02.127

PSM 倾向评分匹配 05.159

PTH 甲状旁腺激素 02.276

PU 聚氨酯 04.011

PUFA 多不饱和脂肪酸 02.158

p value p 值 05.149

PVC 聚氯乙烯 04.012

pyridoxal 吡哆醛 02.193

pyridoxamine 吡哆胺 02.194

pyridoxine 吡哆醇 02.195

pyridoxol 吡哆醇 02.195

pyrogenic reaction 热原反应，*生热反应 04.133

pyroxin *抗皮炎素 02.195

pyrrolidine alkaloid 吡咯烷[类]生物碱 02.286

Q

QALY 质量调整生命年 05.180

QoL 生命质量，*生活质量，*生存质量 05.182

quality-adjusted life year 质量调整生命年 05.180

quality control 质量控制 05.120

quality of life 生命质量，*生活质量，*生存质量 05.182

R

radiation enteritis 放射性肠炎 04.102

raffinose 棉子糖 02.053

randomization 随机化 05.093

randomized controlled trial 随机对照试验 05.091

rank 秩次 05.127

rank sum test 秩和检验 05.147

RBP 视黄醇结合蛋白 02.212

RCT 随机对照试验 05.091

RDA 推荐每日膳食供给量 05.020

RE 视黄醇当量 02.211

real-world study 真实世界研究 05.089

recommended daily dietary allowance 推荐每日膳食供给量 05.020

recommended nutrient intake 推荐营养素摄入量 05.023

red blood cell folate 红细胞叶酸 02.200

refeeding syndrome 再喂养综合征 04.149

reference protein 参考蛋白质 02.069

regional enteritis *局限性肠炎 04.100

regression analysis 回归分析 05.153

relative risk 相对危险度 05.140

requirement 需要量 05.017

respiratory acidosis 呼吸性酸中毒 03.115

respiratory alkalosis 呼吸性碱中毒 03.112

respiratory quotient 呼吸商 02.023

retinene 视黄醛 02.213

retinoic acid 视黄酸 02.214

retinol *视黄醇 02.206

retinol-binding protein 视黄醇结合蛋白 02.212

retinol equivalent 视黄醇当量 02.211

retrospective study 回顾性研究 05.087

riboflavin *核黄素 02.186

riboflavin-binding protein 核黄素结合蛋白 02.187

ribose 核糖 02.031

Ringer lactate solution *乳酸林格液 04.034

Ringer's solution *林格液 04.033

RNI 推荐营养素摄入量 05.023

rotary pump 滚轮泵 04.046

RQ 呼吸商 02.023

RR 相对危险度 05.140

RWS 真实世界研究 05.089

S

SAE 严重不良事件 05.117

safety 安全性 05.109

safety set 安全数据集 05.170

sample size 样本量 05.123

sarcopenia 肌[肉减]少症 01.043

sarcopenic obesity 肌少症性肥胖 01.049

satiety 饱腹感 04.113

saturated fatty acid 饱和脂肪酸 02.155

SBS 短肠综合征 04.098

SCFA 短链脂肪酸 02.160

score of age 年龄评分 01.021

score of impaired nutritional status 营养状态受损评分 01.018

Se 硒 02.259

secondary malnutrition *继发性营养不良 01.035

secondary obesity 继发性肥胖 01.048

secondary outcome 次要结局 05.107

secretin 促胰液素 03.051

secretory IgA 分泌型免疫球蛋白A 02.121

secretory immunoglobulin A 分泌型免疫球蛋白A 02.121

segmental ileitis *节段性回肠炎 04.100

selection bias 选择偏倚 05.157

selenium 硒 02.259

selenocysteine 硒[代]半胱氨酸 02.261

selenoprotein 硒蛋白，*含硒蛋白质 02.260

semicomplete protein 半完全蛋白质 02.064

semiessential amino acid *半必需氨基酸 02.094

semiessential nutrient 半必需营养素 01.009

semipermeable membrane 半透膜 03.072

sensitivity 灵敏度，*敏感度 05.160

Ser 丝氨酸 02.083

serine 丝氨酸 02.083

serious adverse event 严重不良事件 05.117

serum folic acid 血清叶酸 02.199

serum iron 血清铁 02.245

serum total protein 血清总蛋白 02.110

severe dehydration 重度脱水 03.093

SFA 血清叶酸 02.199

SGA 主观全面评定，*主观整体评定 01.030

short-bowel syndrome 短肠综合征 04.098

short-chain fatty acid 短链脂肪酸 02.160

short-peptide-based enteral nutrition 短肽型肠内营养剂 04.055

shuttle pump 穿梭泵 04.044

shuttle technique 穿梭技术 04.045

Si 硅 02.262

SIBO 小肠细菌过度生长 04.109

significance level 显著性水平 05.151

silica gel 硅胶 04.010

silicon 硅 02.262

simple protein 单纯蛋白质，*简单蛋白质 02.066

single blind 单盲 05.094

sitosterol 谷固醇 02.153

six-minute walking test 六分钟步行试验 01.065

skatole *粪臭素 02.137

skinfold thickness 皮褶厚度 01.066

small intestinal bacterial overgrowth 小肠细菌过度生长 04.109

small sample 小样本 05.124

Sn 锡 02.253

SO 肌少症性肥胖 01.049

sodium 钠 02.242

sodium acetate Ringer's injection 醋酸钠林格注射液 04.035

sodium lactate Ringer's injection 乳酸钠林格注射液 04.034

sodium pyrosulfite 焦亚硫酸钠 04.070

sodium selenite 亚硒酸钠 04.071

soluble dietary fiber 可溶性膳食纤维 02.060

SOP 标准操作规范 05.085

sorbitol 山梨糖醇 02.047

soybean protein isolate 大豆分离蛋白 02.122

soy protein isolate 大豆分离蛋白 02.122

SP *解痉多肽 02.128

spasmolytic polypeptide *解痉多肽 02.128

specificity 特异度 05.161

SPI 大豆分离蛋白 02.122

SPN 补充性肠外营养 01.082

SR 系统评价 05.113

SS 安全数据集 05.170

stability 稳定性 04.022

stachyose 水苏糖 02.054

standard deviation 标准差 05.136

standard operating procedure 标准操作规范 05.085

standard type enteral nutrition *通用型肠内营养剂 04.059

starch 淀粉 02.055

starvation-related malnutrition 饥饿相关营养不良 01.034

statistical significance 统计显著性 05.150

stearic acid 硬脂酸 02.174

steroid 类固醇，*类甾醇，*甾体，*甾族化合物 02.147

sterol 固醇，*甾醇 02.148

STG *结构脂肪乳 04.029

stigmasterol 豆固醇 02.152

stratification 分层 05.121

stress 应激 04.142

stress hyperglycemia 应激性高血糖症 04.160

stress ulcer 应激性溃疡 04.146

stroke [脑]卒中 04.084

structured MCT/LCT fat emulsion 结构型中长链脂肪乳 04.029

structured triglyceride *结构脂肪乳 04.029

subjective global assessment 主观全面评定，*主观整体评定 01.030

substance metabolism 物质代谢 03.002

sucrose 蔗糖 02.043

superiority trial 优效性试验 05.100

superoxide dismutase 超氧化物歧化酶 05.061

supplementary action of protein 蛋白质互补作用 03.034

supplementary parenteral nutrition 补充性肠外营养 01.082

surgical nutrition 外科营养 01.077

surrogate endpoint 替代终点 05.108

synbiotics 合生元，*合生素 04.069

syndrome 综合征 04.079

systematic review 系统评价 05.113

T

tapioca starch 木薯淀粉 02.057

Tau 牛磺酸 02.102

taurine 牛磺酸 02.102

TCB 三腔袋 04.019

TEF 食物热效应 02.016

TEN 全肠内营养 01.084

terminal filter 终端滤器 04.016

tetrahydrofolate 四氢叶酸 02.201

TF 管饲 01.087

TFF 三叶因子家族 02.126

TFF1 三叶因子1 02.127

TFF2 三叶因子2 02.128

TFF3 三叶因子3 02.129

thermic effect of food 食物热效应 02.016

thermogenesis 产热 05.035

thiamine *硫胺素 02.185

thoracic duct 胸导管 04.136

Thr 苏氨酸 02.077

threonine 苏氨酸 02.077

thrombophlebitis 血栓性静脉炎 04.132

thyroxine 甲状腺素 02.277

TIBC 总铁结合力 05.062

tin 锡 02.253

tissue specific amino acid 组织特需氨基酸 02.095

TIVAP 完全植入式静脉输液港 04.014

TNA *全营养混合液 04.021

TNF 肿瘤坏死因子 02.274

TNR *真阴性率 05.161

tocopherol *生育酚 02.225

tocotrienol 三烯生育酚 02.226

tolerable upper intake level 可耐受最高摄入量 05.025

total body nitrogen 总体氮 01.059

total body potassium 总体钾 01.060

total body water 总体水 01.057

total cholesterol 总胆固醇 02.150

total energy expenditure 总能量消耗 02.011

total enteral nutrition 全肠内营养 01.084

total iron-binding capacity 总铁结合力 05.062

totally implantable venous access port 完全植入式静脉输液港 04.014

total nitrogen 总氮 03.038

total nutrient admixture *全营养混合液 04.021

total parenteral nutrition 全肠外营养 01.081

total phospholipid 总磷脂 02.145

total urinary protein 尿蛋白总量 05.065

TPN 全肠外营养 01.081

TPR *真阳性率 05.160

trace element 微量元素 02.235

transamination 转氨基作用 05.047

transcuprein 运铜蛋白，*转铜蛋白 05.064

transdeamination 转脱氨基作用，*联合脱氨作用 05.048

trans fatty acid 反式脂肪酸 02.168

transferrin 运铁蛋白，*转铁蛋白 05.063

trefoil factor family 三叶因子家族 02.126

trefoil factor family 1 三叶因子1 02.127

trefoil factor family 2 三叶因子2 02.128

trefoil factor family 3 三叶因子3 02.129

triacylglycerol *三酰[基]甘油 02.140

triacylglycerol acylhydrolase　*三酰[基]甘油酰基水解酶　03.061

tricarboxylic acid cycle　三羧酸循环　03.022

triceps skinfold thickness　三头肌皮褶厚度　01.067

triglyceride　甘油三酯　02.140

triple-chambered bag　三腔袋　04.019

trophic enteral nutrition　*滋养型肠内营养　01.091

trophic feeding　*滋养型喂养　01.091

Trp　色氨酸　02.078

true negative rate　*真阴性率　05.161

true positive rate　*真阳性率　05.160

true protein digestibility　蛋白质真消化率　05.008

trypsin　胰蛋白酶　02.133

trypsin inhibitor　胰蛋白酶抑制剂，*抑肽酶　02.135

tryptophan　色氨酸　02.078

tryptophane　色氨酸　02.078

TSAA　组织特需氨基酸　02.095

TSF　三头肌皮褶厚度　01.067

tube feeding　管饲　01.087

tumor necrosis factor　肿瘤坏死因子　02.274

tunnel infection　隧道感染　04.128

two-in-one solution　二合一营养液　04.020

type Ⅰ error　Ⅰ型错误，*Ⅰ类错误，*第一类错误　05.143

type Ⅱ error　Ⅱ型错误，*Ⅱ类错误，*第二类错误　05.144

Tyr　酪氨酸　02.092

tyramine　酪胺　02.103

tyrosine　酪氨酸　02.092

U

UL　可耐受最高摄入量　05.025

ulcerative colitis　溃疡性结肠炎　04.101

unblinding　揭盲　05.096

undernutrition　*营养不足　01.033

undernutrition assessment　*营养不足评定　01.027

unsaturated fatty acid　不饱和脂肪酸　02.156

urea　尿素　05.066

urea nitrogen　尿素氮　05.067

urine creatinine　尿肌酐　05.070

urine endogenous nitrogen　尿内源氮　03.047

urine urea nitrogen　尿尿素氮　05.068

UUN　尿尿素氮　05.068

V

V　钒　02.252

Val　缬氨酸　02.079

valine　缬氨酸　02.079

vanadium　钒　02.252

variance　方差　05.135

variation　变异　05.132

vascular endothelial growth factor　血管内皮生长因子　02.270

VEGF　血管内皮生长因子　02.270

very low-density lipoprotein　极低密度脂蛋白　03.055

vialon　凡纶　04.013

visceral protein analosis malnutrition　*内脏蛋白消耗型营养不良　01.039

vitamin　维生素　02.181

vitamin A　维生素 A　02.206

vitamin B₁　维生素 B₁　02.185

vitamin B₂　维生素 B₂　02.186

vitamin B₃　*维生素 B₃　02.189

vitamin B₅　*维生素 B₅　02.191

vitamin B₆　维生素 B₆　02.192

vitamin B₇　*维生素 B₇　02.196

vitamin B₉　*维生素 B₉　02.197

vitamin B₁₂　维生素 B₁₂　02.203

vitamin Bc　*维生素 Bc　02.197

vitamin B family　维生素 B 族　02.184

vitamin C　维生素 C　02.204

vitamin D　维生素 D　02.219

vitamin D₂　维生素 D₂　02.220

vitamin D₃　维生素 D₃　02.223

vitamin E　维生素 E　02.225

vitamin H　*维生素 H　02.196

vitamin K　维生素 K　02.227

vitamin M　*维生素 M　02.197

vitamin PP　*维生素 PP　02.189

VLDL　极低密度脂蛋白　03.055

volunteer　志愿者　05.079

W

waist circumference　腰围　01.070

water　水　03.067

water and electrolyte balance　水电解质平衡　03.066

water intoxication　水过多，*水中毒　03.094

water-soluble vitamin　水溶性维生素　02.182

whey protein　乳清蛋白　02.124

X

xylitol　木糖醇　02.048

xylose　木糖　02.032

Z

zeaxanthin　玉米黄素，*玉米黄质　02.215

zero nitrogen balance　零氮平衡　03.043

zinc　锌　02.247

Zn　锌　02.247

汉 英 索 引

A

阿尔茨海默病 Alzheimer's disease, AD 04.083

阿拉伯糖 arabinose 02.033

安全数据集 safety set, SS 05.170

安全性 safety 05.109

氨基酸 amino acid 02.070

氨基酸代谢库 amino acid metabolic pool 02.104

氨基酸模式 amino acid pattern 02.108

氨基酸评分 amino acid score, AAS 05.012

氨基酸评分模式 amino acid scoring pattern 02.109

氨基酸型肠内营养剂 amino acid-based enteral nutrition 04.054

按诊断分组/预付费系统 diagnosis-related groups/prospective payment system, DRG/PPS 05.183

B

巴氏消毒法 pasteurization 04.072

把握度 power 05.103

白蛋白 albumin 02.112

白[细胞]介素 interleukin, IL 02.268

*半必需氨基酸 semiessential amino acid 02.094

半必需营养素 semiessential nutrient 01.009

半胱氨酸 cysteine, Cys 02.091

半乳糖 galactose 02.040

半乳糖基转移酶 galactosyltransferase 02.051

半透膜 semipermeable membrane 03.072

半完全蛋白质 partially complete protein, semi-complete protein 02.064

饱腹感 satiety 04.113

饱和脂肪酸 saturated fatty acid 02.155

苯丙氨酸 phenylalanine, Phe 02.076

苯丙酮尿症 phenylketonuria, PKU 05.058

苯并[a]芘 benzo[a]pyrene, B[a]P 02.278

鼻胃管 nasogastric tube 04.042

*比奥斑 Bitot's spot 02.218

比托斑 Bitot's spot 02.218

*比值比 odds ratio, OR, dominance ratio 05.138

吡哆胺 pyridoxamine 02.194

吡哆醇 pyridoxol, pyridoxine 02.195

吡哆醛 pyridoxal 02.193

吡咯烷[类]生物碱 pyrrolidine alkaloid 02.286

必需氨基酸 essential amino acid, EAA 02.071

必需微量元素 essential microelement 02.236

必需营养素 essential nutrient 01.008

必需脂肪酸 essential fatty acid 02.167

必要氮损失 obligatory nitrogen loss 03.050

*毕特斑 Bitot's spot 02.218

变异 variation 05.132

变应原 allergen, anaphylactogen 02.280

便秘 constipation 04.112

标准操作规范 standard operating procedure, SOP 05.085

标准差 standard deviation 05.136

表皮生长因子 epidermal growth factor, EGF 02.269

表现型指标 phenotypic criteria 01.028

丙氨酸 alanine, Ala 02.082

丙氨酰-谷氨酰胺双肽 alanyl-glutamine dipeptide 02.106

并发症 complication 04.077

病例报告表 case report form, CRF 05.084

病例对照研究 case-control study 05.090

病因型指标 etiologic criteria 01.029

补充性肠外营养 supplementary parenteral nutrition, SPN 01.082

不饱和脂肪酸 unsaturated fatty acid 02.156

不良事件 adverse event, AE 05.116

不溶性膳食纤维 insoluble dietary fiber 02.061

不完全蛋白质 incomplete protein 02.065

*部分肠外营养 partial parenteral nutrition, PPN 01.082

C

参考蛋白质　reference protein　02.069

*参数假设检验　parametric hypothesis test　05.145

糙皮病　pellagra　02.190

测热法　calorimetry　05.036

*茶单宁　catechin　02.279

产热　thermogenesis　05.035

长链多不饱和脂肪酸　long-chain polyunsaturated fatty acid, LCPUFA　02.163

长链甘油三酯　long-chain triglyceride, LCT　02.142

长链脂肪乳　long-chain triglyceride fat emulsion, LCT fat emulsion　04.027

长链脂肪酸　long-chain fatty acid, LCFA　02.162

肠道相关淋巴组织　gut-associated lymphoid tissue, GALT　04.104

肠功能障碍　gut function barrier, gut insufficiency, gut dysfunction　04.093

肠瘘　intestinal fistula　04.117

*肠内瘘　internal fistula　04.117

*肠内喂养　enteral feeding　01.083

肠内营养　enteral nutrition, EN　01.083

肠内营养间歇输注　intermittent enteral nutrition infusion　04.049

肠内营养配方　enteral formulation　04.051

肠内营养输注泵　enteral feeding pump　04.043

肠内营养推注　bolus enteral nutrition　04.050

肠内营养[制]剂　enteral nutrition preparation　04.053

肠[黏膜]上皮细胞　intestinal epithelial cell, IEC　04.105

肠黏膜通透性　intestinal permeability　04.103

肠屏障　intestinal barrier　04.106

*肠三叶因子　intestinal trefoil factor, ITF　02.129

肠上皮屏障　intestinal epithelial barrier　04.107

肠衰竭　intestinal failure, gut failure　04.097

肠外肠内营养学　parenteral and enteral nutrition　01.001

*肠外瘘　external fistula　04.117

肠外营养　parenteral nutrition, PN　01.080

肠易激综合征　irritable bowel syndrome, IBS　04.095

*肠源性发绀　enterogenous cyanosis　05.059

*肠源性青紫症　enterogenous cyanosis　05.059

常量元素　macroelement, major element　02.234

超氧化物歧化酶　superoxide dismutase　05.061

超重　overweight　01.046

成本分析　cost analysis　05.172

成本–效果比　cost-effectiveness ratio, CER　05.174

成本–效果分析　cost-effectiveness analysis, CEA　05.176

成本–效益分析　cost-benefit analysis, CBA　05.177

成本–效用分析　cost-utility analysis, CUA　05.178

成碱性食品　base-forming food　05.031

*成人干瘦型营养不良　adult marasmus　01.038

成酸性食品　acid-forming food　05.032

持续输注　continuous infusion　04.048

穿梭泵　shuttle pump　04.044

穿梭技术　shuttle technique　04.045

次要结局　secondary outcome　05.107

粗蛋白质　crude protein　02.068

促胰液素　secretin　03.051

醋酸钠林格注射液　sodium acetate Ringer's injection　04.035

D

大豆分离蛋白　soybean protein isolate, soy protein isolate, SPI　02.122

大规模试验　large scale trial　05.122

*大卡　kilocalorie　02.006

*大量元素　macroelement, major element　02.234

代谢　metabolism　03.001

代谢半衰期　metabolic half-life　03.014

*代谢半效期　metabolic half-life　03.014

*代谢车　metabolic cart, MC　05.039

代谢氮　metabolic nitrogen　03.046

代谢拮抗剂　metabolic antagonist　04.140

*代谢拮抗物　metabolic antagonist　04.140

代谢库　metabolic pool　03.016

代谢率　metabolic rate　03.013

代谢紊乱　metabolic disorder　04.141

代谢性碱中毒　metabolic alkalosis　03.113

代谢性酸中毒　metabolic acidosis　03.116

代谢应激　metabolic stress　04.147

代谢综合征　metabolic syndrome, MS　04.148
单不饱和脂肪酸　monounsaturated fatty acid　02.157
单纯蛋白质　simple protein　02.066
*单纯饥饿型营养不良　marasmus　01.038
单盲　single blind　05.094
单糖　monosaccharide　02.027
*胆钙化醇　cholecalciferol　02.223
胆固醇　cholesterol　02.149
胆碱　choline, bilineurine　02.271
胆碱酯酶　choline esterase　02.272
*胆甾醇　cholesterol　02.149
胆汁淤积　cholestasis　04.121
*蛋氨酸　methionine, Met　02.075
蛋白酶　protease　03.036
蛋白尿　proteinuria　03.037
蛋白质　protein　02.062
蛋白质表观消化率　apparent protein digestibility
　　05.007
蛋白质分解率　protein catabolic rate　03.032
蛋白质更新　protein turnover　03.033
蛋白质功效比值　protein efficiency ratio, PER
　　05.011
蛋白质互补作用　supplementary action of protein,
　　protein supplementary action　03.034
蛋白质节约作用　protein sparing action　03.035
蛋白质净利用率　net protein utilization, NPU　05.010
*蛋白质可消化性评分　protein digestibility-corrected
　　amino acid score, PDCAAS　05.013
蛋白质–能量营养不良　protein-energy malnutrition,
　　PEM　01.040
蛋白质缺乏型营养不良　protein malnutrition　01.039
[蛋白质]生物价　biological value, BV　05.009
蛋白质消化率　protein digestibility　05.006
蛋白质消化率校正的氨基酸评分　protein digestibility-
　　corrected amino acid score, PDCAAS　05.013
*蛋白质效率　protein efficiency ratio, PER　05.011
蛋白质真消化率　true protein digestibility　05.008
*蛋白质周转　protein turnover　03.033
*蛋白质转换　protein turnover　03.033
氮平衡　nitrogen balance　03.039
氮平衡指数　nitrogen balance index　03.040
氮溶解指数　nitrogen soluble index, NSI　03.044
导管相关并发症　catheter-related complication
　　04.123

导管相关脓毒症　catheter-related sepsis　04.124
导管相关性感染　catheter-related infection　04.125
导管阻塞　catheter occlusion　04.135
*道格拉斯袋　Douglas bag　05.039
等渗性脱水　isotonic dehydration　03.088
等渗压　isotonicity　03.077
等效性试验　equivalence trial　05.102
低代谢　hypometabolism　03.010
低胆固醇血症　hypocholesterolemia　04.157
*低蛋白血症型营养不良　hypoprotein malnutrition
　　01.039
低钙血症　hypocalcemia　03.097
低剂量肠内营养　low-volume enteral nutrition
　　01.091
低钾血症　hypopotassaemia, hypokalemia　03.099
*低聚糖　oligosaccharide　02.028
低磷血症　hypophosphatemia　03.101
低流量肠瘘　low-output intestinal fistula　04.119
低镁血症　hypomagnesemia　03.103
低密度脂蛋白　low-density lipoprotein, LDL　03.057
低钠血症　hyponatremia　03.105
低热卡喂养　hypocaloric feeding　01.093
*低热量营养支持　hypocaloric nutritional support
　　01.092
低渗压　hypoosmolality　03.078
低渗性脱水　hypotonic dehydration　03.089
低血糖症　hypoglycemia　04.158
*第二类错误　type II error　05.144
*第一类错误　type I error　05.143
碘　iodine, I　02.255
碘缺乏病　iodine deficiency disorder, IDD　02.256
电解质　electrolyte　03.068
电解质紊乱　electrolyte disturbance　03.086
淀粉　starch　02.055
淀粉酶　amylase　02.056
丁酸　butyric acid　02.170
豆固醇　stigmasterol　02.152
豆蔻酸　myristic acid　02.172
短肠综合征　short-bowel syndrome, SBS　04.098
短链脂肪酸　short-chain fatty acid, SCFA　02.160
短肽型肠内营养剂　short-peptide-based enteral
　　nutrition　04.055
队列研究　cohort study　05.088
对数正态分布　lognormal distribution　05.131

多不饱和脂肪酸 polyunsaturated fatty acid, PUFA 02.158

多不饱和脂肪酸/饱和脂肪酸比率 polyunsaturated-to-saturated fatty acid ratio 02.159

多腔导管 multiple lumen catheter 04.009

多糖 polysaccharide 02.029

*多烯酸 polyenoic acid 02.158

多因素分析 multiplicity analysis 05.129

多元变量 multivariable 05.126

多元回归分析 multiple regression analysis 05.155

多中心临床试验 multicenter clinical trial, multiple center clinical trial 05.092

*多中心临床研究 multicenter clinical study 05.092

多种微量元素制剂 multi-trace element solution 04.032

E

恶心 nausea 04.115

恶病质 cachexia 01.042

*恶液质 cachexia 01.042

儿茶素 catechin 02.279

儿童用复方氨基酸 compound pediatric amino acid 04.038

二合一营养液 two-in-one solution 04.020

*1,25-二羟胆钙化醇 1, 25-dihydroxycholecalciferol 02.224

1,25-二羟维生素 D_3 1, 25-dihydroxyvitamin D_3, 1, 25-$(OH)_2D_3$ 02.224

二糖 disaccharide 02.042

二元变量 binary variable 05.125

F

番茄红素 lycopene 02.217

凡纶 vialon 04.013

钒 vanadium, V 02.252

反式脂肪酸 trans fatty acid 02.168

C 反应蛋白 C-reactive protein, CRP 04.143

泛酸 pantothenic acid, pantothenate 02.191

方差 variance 05.135

方差分析 analysis of variance, ANOVA 05.152

防腐剂 antiseptic 04.065

放射性肠炎 radiation enteritis 04.102

非必需氨基酸 nonessential amino acid, NEAA 02.080

非必需微量元素 nonessential microelement 02.237

非必需营养素 nonessential nutrient 01.010

非参数假设检验 non-parametric hypothesis test 05.146

非蛋白质氮 non-protein nitrogen 03.045

非蛋白质呼吸商 non-protein respiratory quotient, NPRQ 02.024

非蛋白质热卡 non-protein calorie, NPC 02.021

非劣效性试验 non-inferiority trial 05.101

*非要素型肠内营养剂 non-elemental type enteral nutrition 04.057

非运动性活动产热 non-exercise activity thermo-genesis, NEAT 02.017

*非运动性日常活动热效应 non-exercise activity thermogenesis, NEAT 02.017

非酯化脂肪酸 non-esterified fatty acid, NEFA 02.169

肥胖 obesity 01.047

*肥胖低通气综合征 obesity hypoventilation syndrome 04.165

肥胖相关疾病 obesity-related disease, obesity-related comorbidity 04.163

肥胖相关心肌病 obesity-related cardiomyopathy 04.166

分层 stratification 05.121

分解代谢 catabolism 03.004

分泌型免疫球蛋白 A secretory immunoglobulin A, secretory IgA 02.121

分子营养学 molecular nutrition 01.004

*粪臭素 skatole 02.137

粪代谢氮 metabolic fecal nitrogen 03.048

粪氮 fecal nitrogen 03.049

*粪内源氮 endogenous fecal nitrogen 03.048

风险比 hazard ratio, HR 05.139

氟 fluorine, F 02.257

氟中毒 fluorosis 02.258

*浮肿　edema　03.095
符合方案分析　per-protocol analysis　05.164
符合方案集　per-protocol set, PPS　05.169
符合方案人群　per-protocol population, PP　05.165
*辅酶Ⅰ　coenzyme Ⅰ　02.229
*辅酶Ⅱ　coenzyme Ⅱ　02.230
辅酶A　coenzyme A, CoA　02.231
负氮平衡　negative nitrogen balance　03.042
*复方电解质注射液　multiple electrolyte injection
04.035
复方氯化钠注射液　compound sodium chloride
injection　04.033
复方水溶性维生素　compound water-soluble vitamin
04.030
复方脂溶性维生素　compound lipid-soluble vitamin
04.031
复合维生素　multivitamin　05.030
腹泻　diarrhea　04.110

G

钙　calcium, Ca　02.238
*钙化[固]醇　calciferol　02.220
概率　probability　05.133
甘氨酸　glycine, Gly　02.081
甘露糖　mannose　02.041
甘油三酯　triglyceride　02.140
肝病用复方氨基酸　compound amino acid for hepatic
disease　04.036
肝素帽　heparin cap, heparin plug　04.017
肝脂肪变性　liver steatosis　03.065
高氨基酸血症　hyperaminoacidemia　04.150
*高半胱氨酸　homocysteine　02.101
高代谢　hypermetabolism　03.011
高胆固醇血症　hypercholesterolemia　04.154
高分解代谢　hypercatabolism　03.012
高钙血症　hypercalcemia　03.098
高甘油三酯血症　hypertriglyceridemia　04.155
高钾血症　hyperkalemia　03.100
高磷血症　hyperphosphatemia　03.102
高流量肠瘘　high-output intestinal fistula　04.118
高氯性酸中毒　hyperchloric acidosis　03.117
高镁血症　hypermagnesemia　03.104
高密度脂蛋白　high-density lipoprotein, HDL　03.058
高钠血症　hypernatremia　03.106
高尿酸血症　hyperuricemia　04.152
高渗压　hypertonia　03.079
高渗性脱水　hypertonic dehydration　03.090
高同型半胱氨酸血症　hyperhomocysteinemia　04.151
高血糖症　hyperglycemia　04.159
高胰岛素血症　hyperinsulinemia　04.161

高脂蛋白血症　hyperlipoproteinemia　04.156
高脂血症　hyperlipemia, hyperlipidemia　04.153
铬　chromium, Cr　02.249
功能性肠病　functional bowel disease, FBD　04.094
供给量　allowance　05.016
*共[存]病　comorbidity　04.078
估计平均需要量　estimated average requirement, EAR
05.022
谷氨酸　glutamic acid, Glu　02.085
谷固醇　sitosterol　02.153
谷胱甘肽　glutathione, GSH　02.107
钴　cobalt, Co　02.250
*钴胺素　cobalamin　02.203
固醇　sterol　02.148
寡糖　oligosaccharide　02.028
*关键路径　critical pathway　05.179
观察者偏倚　observer bias　05.158
管饲　tube feeding, TF　01.087
管饲肠内营养　enteral tube feeding, ETF　01.086
胱氨酸　cystine　02.090
归因危险度　attributable risk, AR　05.141
硅　silicon, Si　02.262
硅胶　silica gel　04.010
滚轮泵　rotary pump　04.046
果胶　pectin　02.058
*果胶糖　arabinose　02.033
果糖　fructose　02.039
过度喂养　overfeeding　01.094
*过敏原　allergen, anaphylactogen　02.280

H

哈里斯–本尼迪克特公式　Harris-Benedict formula　02.013

*含硒蛋白质　selenoprotein　02.260

合成代谢　anabolism　03.003

合成代谢期　anabolic phase　03.005

*合生素　synbiotics　04.069

合生元　synbiotics　04.069

核苷酸　nucleotide　02.281

*核黄素　riboflavin　02.186

核黄素结合蛋白　riboflavin-binding protein　02.187

核糖　ribose　02.031

红细胞叶酸　red blood cell folate　02.200

宏量营养素　macronutrient　01.006

*宏量元素　macroelement, major element　02.234

呼吸商　respiratory quotient, RQ　02.023

呼吸性碱中毒　respiratory alkalosis　03.112

呼吸性酸中毒　respiratory acidosis　03.115

胡萝卜素　carotene　02.207

β 胡萝卜素　β-carotene　02.208

花生四烯酸　arachidonic acid　02.178

患病率　prevalence　05.112

患者参与的主观全面评定　patient-generated subjective global assessment，PG-SGA　01.031

黄酮　flavone　02.287

黄酮醇　flavonol　02.289

黄酮类化合物　flavonoid　02.288

黄烷醇　flavanol　02.290

恢复期　convalescence period　04.145

回顾性研究　retrospective study　05.087

回归分析　regression analysis　05.153

荟萃分析　meta-analysis　05.114

*混合型营养不良　mixed marasmus and visceral malnutrition, marasmic Kwashiorkor　01.040

混溶钙池　miscible calcium pool　02.239

活动代谢消耗　activity metabolic expenditure, AME　02.014

J

饥饿相关营养不良　starvation-related malnutrition　01.034

机械通气　mechanical ventilation　04.167

*肌醇六磷酸　inositol hexaphosphate, IP_6　02.282

肌酐　creatinine　05.069

肌酐清除率　creatinine clearance　05.072

肌酐身高指数　creatinine-height index, CHI　05.071

肌红蛋白　myoglobin　02.115

肌力　muscle strength　01.062

肌力测定　muscle strength test　01.064

肌球蛋白　myosin　02.116

肌[肉减]少症　sarcopenia　01.043

肌少症性肥胖　sarcopenic obesity, SO　01.049

*积水　dropsy　03.096

积液　hydrop　03.096

基础代谢　basal metabolism, BM　03.007

基础代谢率　basal metabolic rate, BMR　03.008

基础能量消耗　basal energy expenditure, BEE　02.012

基础需要量　basal requirement　02.009

基础研究　basic study, basic research　05.001

激活蛋白　activin　02.117

极低密度脂蛋白　very low-density lipoprotein, VLDL　03.055

急性呼吸窘迫综合征　acute respiratory distress syndrome, ARDS　04.168

急性疾病相关营养不良　acute disease-related malnutrition　01.036

急性期蛋白　acute phase protein　02.118

急性生理学和慢性健康状况评价Ⅱ　acute physiology and chronic health evaluationⅡ, APACHEⅡ　01.020

疾病特异型肠内营养剂　disease specific type enteral nutrition　04.060

疾病相关营养不良　disease-related malnutrition　01.035

疾病严重程度评分　disease severity score, DSS　01.019

己酸　hexanoic acid　02.171

己糖　hexose　02.034

继发性肥胖　secondary obesity　01.048

*继发性营养不良　secondary malnutrition　01.035

家庭肠内营养　home enteral nutrition, HEN　01.097

家庭肠外营养　home parenteral nutrition, HPN

01.096

家庭营养支持　home nutritional support, HNS　01.095

3-甲基吲哚　3-methylindole　02.137

甲硫氨酸　methionine, Met　02.075

甲状旁腺激素　parathyroid hormone, PTH　02.276

甲状腺素　thyroxine　02.277

钾　potassium, K　02.241

假设检验　hypothesis test　05.145
05.039

监察　monitoring　05.119

*χ²检验　chi-square test　05.148

*检验力　power of test　05.103

*简单蛋白质　simple protein　02.066

碱血症　alkalemia　03.110

碱中毒　alkalosis　03.111

间接测热法　indirect calorimetry　05.038

间接热量测定仪　indirect calorimetric instrument　降
　钙素　calcitonin, CT　02.275

交互作用　interaction　05.128

胶体　colloid　03.070

胶体渗透压　colloid osmotic pressure　03.075

胶体系统　colloid system　03.071

焦[耳]　joule　02.002

焦亚硫酸钠　sodium pyrosulfite　04.070

揭盲　unblinding　05.096

*节段性回肠炎　segmental ileitis　04.100

结构型中长链脂肪乳　structured MCT/LCT fat
　emulsion　04.029

*结构脂肪乳　structured triglyceride, STG　04.029

*结合蛋白质　conjugated protein　02.067

结局　outcome　05.104

*解痉多肽　spasmolytic polypeptide, SP　02.128

金属硫蛋白　metallothionein　02.119

禁忌证　contraindication　04.076

经皮内镜下空肠造口术　percutaneous endoscopic
　jejunostomy, PEJ　04.040

经皮内镜下胃造口术　percutaneous endoscopic
　gastrostomy, PEG　04.039

经外周静脉肠外营养　peripheral parenteral nutrition,
　PPN　04.001

经外周静脉穿刺的中心静脉导管　peripherally
　inserted central venous catheter, PICC　04.007

*经外周静脉穿刺中心静脉置管　peripherally inserted
　central venous catheter, PICC　04.007

*经外周置入中心静脉导管　peripherally inserted
　central venous catheter, PICC　04.007

经中心静脉肠外营养　central parenteral nutrition, CPN
　04.005

晶体渗透压　crystal osmotic pressure　03.076

精氨酸　arginine, Arg　02.088

静脉高营养　intravenous hyperalimentation　01.079

静脉炎　phlebitis　04.131

*静脉营养　intravenous nutrition, IVN　01.080

*局限性肠炎　regional enteritis　04.100

聚氨酯　polyurethane, PU　04.011

聚氯乙烯　polyvinyl chloride, PVC　04.012

K

卡方检验　chi-square test　05.148

卡[路里]　calorie　02.005

*抗佝偻病维生素　antirachitic vitamin　02.219

*抗坏血酸　ascorbic acid　02.204

抗坏血酸盐　ascorbate　02.205

*抗皮炎素　hexabion, pyroxin　02.195

抗生酮作用　antiketogenesis　05.034

抗氧化剂　antioxidant　05.033

抗胰蛋白酶　antitrypsin　02.134

可测量能量消耗　measurable energy expenditure
　02.015

可利用率　availability　05.005

可耐受最高摄入量　tolerable upper intake level, UL
　05.025

可溶性膳食纤维　soluble dietary fiber　02.060

*克雷布斯循环　Krebs cycle　03.022

克罗恩病　Crohn's disease　04.100

空肠穿刺置管造口术　needle catheter jejunostomy,
　NCJ　04.041

空气栓塞　air embolism　04.134

口服营养补充　oral nutritional supplement, ONS
　01.090

口角炎　angular stomatitis　02.188

*矿物质　mineral　02.233

溃疡性结肠炎　ulcerative colitis　04.101

L

赖氨酸　lysine, Lys　02.074
老年患者　elderly patient　04.082
酪氨酸　tyrosine, Tyr　02.092
酪胺　tyramine　02.103
酪蛋白　casein　02.125
*Ⅰ类错误　type Ⅰ error　05.143
*Ⅱ类错误　type Ⅱ error　05.144
类固醇　steroid　02.147
类胡萝卜素　carotinoid　02.209
*类甾醇　steroid　02.147
冷藏　cold storage　04.074
冷灭菌　cold sterilization　04.073
*联合脱氨作用　transdeamination　05.048
亮氨酸　leucine, Leu　02.072
*林格液　Ringer's solution　04.033
临床结局　clinical outcome　01.098

临床路径　clinical pathway, CP　05.179
临床研究　clinical study　05.073
临床营养学　clinical nutrition　01.003
磷　phosphorus, P　02.240
磷脂　phospholipid　02.144
*磷脂酰胆碱　phosphatidylcholine, PC　02.146
灵敏度　sensitivity　05.160
零氮平衡　zero nitrogen balance　03.043
零假设　null hypothesis　05.142
*硫胺素　aneurine, thiamine　02.185
六分钟步行试验　six-minute walking test, 6MWT　01.065
*六碳糖　hexose　02.034
铝　aluminium, Al　02.265
卵磷脂　lecithin　02.146
伦理委员会　ethics committee　05.078

M

*麦角钙化[固]醇　ergocalciferol　02.220
麦角固醇　ergosterol　02.221
*麦角甾醇　ergosterol　02.221
麦芽糖　maltose　02.045
麦芽糖醇　maltitol　02.049
慢性疾病　chronic disease　04.080
慢性疾病相关营养不良　chronic disease-related malnutrition　01.037
慢性营养不良　chronic malnutrition, chronic under-nutrition　01.041
每日蛋白质摄入量　daily protein intake, DPI　05.027
每日能量摄入量　daily energy intake, DEI　05.028
每日允许摄入量　acceptable daily intake, ADI　05.026
*美蓝　methylene blue　04.173

镁　magnesium, Mg　02.243
锰　manganese, Mn　02.248
糜蛋白酶　chymotrypsin　02.136
棉子糖　raffinose　02.053
免疫球蛋白　immunoglobulin, Ig　02.120
免疫增强型肠内营养剂　immune-enhancing type enteral nutrition　04.061
*敏感度　sensitivity　05.160
*模块型肠内营养剂　module type enteral nutrition, module diet　04.058
木薯淀粉　cassava starch, tapioca starch　02.057
木糖　xylose　02.032
木糖醇　xylitol　02.048
钼　molybdenum, Mo　02.251

N

*纳入标准　inclusion criteria　05.081
钠　sodium, Na　02.242
[脑]卒中　stroke　04.084
*内脏蛋白消耗型营养不良　visceral protein analosis malnutrition　01.039
*能氮比　energy nitrogen ratio　02.022

能量　energy　02.001
能量代谢　energy metabolism　03.006
能量密度　density of energy, energy density　05.014
能量平衡　energy balance　03.009
能量缺乏型营养不良　energy malnutrition　01.038
能量系数　energy coefficient　02.007

能量消耗　energy expenditure, EE　02.010
能量需要量　energy requirement　02.008
*尼克酸　nicotinic acid　02.189
年龄评分　score of age　01.021
尿蛋白总量　total urinary protein　05.065
尿肌酐　urine creatinine　05.070
尿内源氮　urine endogenous nitrogen　03.047

尿尿素氮　urine urea nitrogen, UUN　05.068
尿素　urea　05.066
尿素氮　urea nitrogen　05.067
镍　nickel, Ni　02.254
*柠檬酸循环　citric acid cycle　03.022
凝固剂　coagulant　04.064
牛磺酸　taurine, Tau　02.102

P

排除标准　exclusion criteria　05.080
硼　boron, B　02.263
皮褶厚度　skinfold thickness　01.066
皮克威克综合征　Pickwickian syndrome　04.165
*匹克威克综合征　Pickwickian syndrome　04.165
偏倚　bias　05.156
平衡型肠内营养剂　balanced type enteral nutrition
　04.059

平均数　mean　05.134
脯氨酸　proline, Pro　02.086
葡萄糖　glucose　02.035
葡[萄]糖苷酶　glucosidase　02.037
葡[萄]糖苷酸　glucuronide　02.036
葡萄糖浆　glucose syrup　02.038
葡萄糖耐量因子　glucose tolerance factor, GTF
　05.052

Q

*期中分析　interim analysis　05.115
气胸　pneumothorax　04.137
千焦　kilojoule　02.003
千卡　kilocalorie　02.006
铅　lead, Pb　02.266
铅负荷　lead load　02.267
前白蛋白　prealbumin　02.113
前列腺素　prostaglandin　02.179
*前清蛋白　prealbumin　02.113
前瞻性研究　prospective study　05.086
羟基化[作用]　hydroxylation　02.228
羟脯氨酸　hydroxyproline, Hyp　02.087
轻度脱水　mild dehydration　03.091

倾向评分匹配　propensity score matching, PSM
　05.159
*清蛋白　albumin　02.112
*氰钴胺素　cyanocobalamin　02.203
球蛋白　globulin　02.111
*去脂体重　fat-free mass, FFM　01.056
全肠内营养　total enteral nutrition, TEN　01.084
全肠外营养　total parenteral nutrition, TPN　01.081
全分析集　full analysis set, FAS　05.168
全合一营养液　all-in-one solution, AIO solution
　04.021
*全营养混合液　total nutrient admixture, TNA
　04.021

R

热氮比　energy nitrogen ratio　02.022
热原反应　pyrogenic reaction　04.133
人工营养　artificial nutrition　01.076
人乳　human milk　02.123
人体测量　anthropometric measurement, anthropometry
　01.050
人体组成评定　body composition assessment, BCA
　01.051

*肉芽肿性结肠炎　granulomatous colitis　04.100
蠕动泵　peristaltic pump　04.047
乳果糖　lactulose　02.052
乳化作用　emulsification　04.025
乳剂　emulsion　04.023
乳胶体　emulsoid　04.024
乳糜微粒　chylomicron, CM　03.054
乳糜胸　chylothorax　04.138

乳清蛋白 lactalbumin, lactoalbumin, whey protein 02.124

乳酸菌 lactic acid bacteria, LAB 04.066

*乳酸林格液 Ringer lactate solution 04.034

乳酸钠林格注射液 sodium lactate Ringer's injection 04.034

乳糖 lactose 02.044

乳糖酶 lactase 02.050

*乳腺癌相关肽 breast cancer-associated peptide, PS2 02.127

入选标准 inclusion criteria 05.081

*褥疮 decubitus, bedsore 04.130

软脂酸 palmitic acid 02.173

S

三腔袋 triple chambered bag, TCB 04.019

三羧酸循环 tricarboxylic acid cycle 03.022

三头肌皮褶厚度 triceps skinfold thickness, TSF 01.067

三烯生育酚 tocotrienol 02.226

*三酰[基]甘油 triacylglycerol 02.140

*三酰[基]甘油酰基水解酶 triacylglycerol acylhydro-lase 03.061

三叶因子1 trefoil factor family 1, TFF1 02.127

三叶因子2 trefoil factor family 2, TFF2 02.128

三叶因子3 trefoil factor family 3, TFF3 02.129

三叶因子家族 trefoil factor family, TFF 02.126

色氨酸 tryptophan, tryptophane, Trp 02.078

山梨糖醇 sorbitol 02.047

膳食纤维 dietary fiber 02.059

膳食营养素参考摄入量 dietary reference intake, DRI 05.021

*伤残调整生命年 disability-adjusted life year, DALY 05.181

上臂[中]肌围 mid-arm muscle circumference, MAMC 01.069

上臂[中]围 mid-arm circumference, MAC 01.068

少量肠内喂养 minimal enteral feeding, MEF 01.088

摄入 intake 05.002

摄入量估算 intake estimate 05.029

摄食障碍 eating disorder 04.085

*身体成分评定 body composition assessment, BCA 01.051

砷 arsenium, As 02.264

肾病用复方氨基酸 compound amino acid for kidney disease 04.037

渗透性腹泻 osmotic diarrhea 04.111

渗透压 osmotic pressure 03.074

渗透作用 osmosis 03.073

*生存质量 quality of life, QoL 05.182

生化监测 biochemical monitoring 04.172

*生活质量 quality of life, QoL 05.182

生理透明质酸酶抑制剂 physiological hyaluronidase inhibitor 02.273

生理需要量 physiological requirement 05.018

生命质量 quality of life, QoL 05.182

*生热反应 pyrogenic reaction 04.133

生糖氨基酸 glycogenic amino acid 02.099

生酮氨基酸 ketogenic amino acid 02.098

生酮生糖氨基酸 ketogenic and glycogenic amino acid 02.100

生物半衰期 biological half-life 03.015

生物电阻抗[分析]法 bioelectrical impedance analy-sis, BIA 01.052

生物碱 alkaloid 02.285

生物素 biotin 02.196

*生育酚 tocopherol 02.225

生长激素 growth hormone, GH 05.055

失访 lost to follow-up 05.098

失能调整生命年 disability-adjusted life year, DALY 05.181

*失水 dehydration 03.087

食品添加剂 food additive 04.063

食物热效应 thermic effect of food, TEF 02.016

*食物特殊动力作用 food specific dynamic action 02.016

食用微生物 edible microorganism 05.060

食欲 appetite 02.025

*食欲刺激素 ghrelin 05.054

食源性疾病 food origin disease 04.081

*视黄醇 retinol 02.206

视黄醇当量 retinol equivalent, RE 02.211

视黄醇结合蛋白 retinol-binding protein, RBP 02.212

视黄醛 retinene 02.213

视黄酸 retinoic acid 02.214

适宜摄入量　adequate intake, AI　05.024
适应证　indication　04.075
*瘦蛋白　leptin　02.130
*瘦肉体　lean body mass, LBM　01.056
瘦素　leptin　02.130
瘦体重　lean body mass, LBM　01.056
*瘦体组织　lean body mass, LBM　01.056
输液泵　infusion pump　04.015
*输液港　port　04.014
衰弱　frailty　01.044
衰退期　ebb phase　04.144
双标记水法　doubly labeled water method, DLW
　　method　05.040
双盲　double blind　05.095
双能 X 射线吸收法　dual energy X-ray absorptiometry,
　　DEXA　01.053
双腔袋　dual-chambered bag, DCB　04.018
*双糖　disaccharide　02.042
水　water　03.067
水电解质平衡　water and electrolyte balance　03.066
水过多　water intoxication　03.094

水溶性维生素　water-soluble vitamin　02.182
水苏糖　stachyose, lupeose　02.054
水肿　edema　03.095
* 水肿型营养不良　Kwashiorkor　01.039
*水中毒　water intoxication　03.094
丝氨酸　serine, Ser　02.083
死亡率　mortality　05.111
四氢叶酸　tetrahydrofolate　02.201
苏氨酸　threonine, Thr　02.077
酸碱平衡　acid-base balance, acetic-alkali equilibrium
　　03.107
*酸碱平衡失调　acid-base imbalance　03.108
酸碱平衡紊乱　acid-base disturbance　03.108
酸血症　academia　03.109
酸中毒　acidosis　03.114
*算术平均数　arithmetic mean　05.134
随访　follow-up　05.097
随机对照试验　randomized controlled trial, RCT
　　05.091
随机化　randomization　05.093
隧道感染　tunnel infection　04.128

T

肽　peptide　02.105
*碳水化合物　carbohydrate　02.026
糖醇　alditol　02.046
糖蛋白　glycoprotein　02.131
糖酵解　glycolysis　03.020
糖酵解途径　glycolytic pathway　03.021
糖类　carbohydrate　02.026
糖尿病性胃轻瘫　diabetic gastroparesis　04.092
糖胖病　diabesity　04.164
糖异生　gluconeogenesis　03.019
糖原　glycogen　03.023
糖原生成　glycogenesis　03.024
糖脂　glycolipid　02.143
特殊医学用途配方食品　food for special medical
　　purpose, FSMP　04.062
特异度　specificity　05.161
*特异危险度　attributable risk, AR　05.141
体表面积　body surface area, BSA　01.058
体力活动　physical activity　02.018
体液　body fluid　03.069
体液平衡　body fluid equilibrium, balance of body fluid

　　03.080
体脂　body fat　01.054
*体质[量]指数　body mass index, BMI　01.026
体重　body weight　01.025
体重指数　body mass index, BMI　01.026
替代终点　surrogate endpoint　05.108
天冬氨酸　aspartic acid, Asp　02.084
天冬酰胺　asparagine, Asn　02.089
条件必需氨基酸　conditional essential amino acid
　　02.094
铁　iron, Fe　02.244
*通用型肠内营养剂　standard type enteral nutrition
　　04.059
同型半胱氨酸　homocysteine　02.101
铜　copper, Cu　02.246
酮症　ketosis　04.086
统计显著性　statistical significance　05.150
推荐每日膳食供给量　recommended daily dietary
　　allowance, RDA　05.020
推荐营养素摄入量　recommended nutrient intake, RNI
　　05.023

吞咽困难　dysphagia　04.116
脱氨作用　deamination　05.046
脱钙作用　decalcification　05.045

脱落　dropout　05.099
7-脱氢胆固醇　7-dehydrocholesterol　02.222
脱水　dehydration　03.087

W

外科营养　surgical nutrition　01.077
外渗　extravasation　04.129
外周静脉　peripheral vein　04.002
外周静脉导管　peripherally inserted catheter, PIC
　04.004
外周静脉套管　peripheral cannula　04.003
*外周中心静脉导管　peripherally inserted central
　venous catheter, PICC　04.007
完全蛋白质　complete protein　02.063
完全植入式静脉输液港　totally implantable venous
　access port, TIVAP　04.014
危重症　critical illness　04.087
微量营养素　micronutrient　01.007
微量元素　microelement, trace element　02.235
微生物培养　microbiological culture　04.169
微型营养评定　mini-nutritional assessment, MNA
　01.032
微型营养评定简表　mini-nutritional assessment short-
　form, MNA-SF　01.023
维生素　vitamin　02.181
维生素 A　vitamin A　02.206
维生素 B_1　vitamin B_1　02.185
维生素 B_2　vitamin B_2　02.186
*维生素 B_3　vitamin B_3　02.189
*维生素 B_5　vitamin B_5　02.191
维生素 B_6　vitamin B_6　02.192
*维生素 B_7　vitamin B_7　02.196
*维生素 B_9　vitamin B_9　02.197
维生素 B_{12}　vitamin B_{12}　02.203
*维生素 Bc　vitamin Bc　02.197
维生素 C　vitamin C　02.204
维生素 D　vitamin D　02.219

维生素 D_2　vitamin D_2　02.220
维生素 D_3　vitamin D_3　02.223
维生素 E　vitamin E　02.225
*维生素 H　vitamin H　02.196
维生素 K　vitamin K　02.227
*维生素 M　vitamin M　02.197
*维生素 PP　vitamin PP　02.189
维生素过多症　hypervitaminosis　02.202
维生素 A 原　provitamin A　02.210
*维生素 D_3 原　provitamin D_3　02.222
维生素 B 族　vitamin B family　02.184
卫生经济学评价　health economic evaluation　05.171
胃肠道激素　gastrointestinal hormone　05.053
胃肠道瘘　gastrointestinal tract fistula　04.120
胃肠胀气因子　flatulence factor　05.051
胃促生长素　ghrelin　05.054
胃蛋白酶　pepsin　02.132
胃动力　gastric motility　04.089
胃内喂养　gastric feeding　01.089
胃排空　gastric emptying　04.090
胃轻瘫　gastroparesis, gastroplegia　04.091
喂养相关并发症　feeding-related complication
　04.122
稳定性　stability　04.022
握力　grip strength, GS　01.063
无机盐　inorganic salt　02.233
无氧呼吸　anaerobic respiration　02.019
*五碳糖　pentose　02.030
戊糖　pentose　02.030
物质代谢　material metabolism, substance metabolism
　03.002

X

吸收　absorption　05.003
吸收不良综合征　malabsorption syndrome　04.096
硒　selenium, Se　02.259
硒[代]半胱氨酸　selenocysteine　02.261

硒蛋白　selenoprotein　02.260
锡　tin, Sn　02.253
系统评价　systematic review, SR　05.113
细胞内液　intracellular fluid　03.081

细胞外液　extracellular fluid　03.082

细菌移位　bacterial translocation, BT　04.108

纤维蛋白　fibrin　05.050

纤维蛋白原　fibrinogen　05.049

显著性水平　significance level　05.151

限制性氨基酸　limiting amino acid　02.096

线性回归分析　linear regression analysis　05.154

相对危险度　relative risk, RR　05.140

相加作用　additive action　05.043

消化不良　dyspepsia　04.088

消化率　digestibility　05.004

*消瘦型营养不良　marasmus　01.038

小肠细菌过度生长　small intestinal bacterial
　　overgrowth, SIBO　04.109

小样本　small sample　05.124

缬氨酸　valine, Val　02.079

锌　zinc, Zn　02.247

Ⅰ型错误　type Ⅰ error　05.143

Ⅱ型错误　type Ⅱ error　05.144

胸导管　thoracic duct　04.136

需要量　requirement　05.017

蓄积[作用]　accumulation　05.044

选择偏倚　selection bias　05.157

血管内皮生长因子　vascular endothelial growth factor,
　　VEGF　02.270

血红蛋白　hemoglobin　02.114

血浆　blood plasma　03.084

血浆叶酸　plasma folate　02.198

血浆脂蛋白　plasma lipoprotein　03.059

血量　blood volume　03.085

*血尿素氮　blood urea nitrogen, BUN　05.067

血培养　blood culture　04.170

血清铁　serum iron　02.245

血清叶酸　serum folic acid , SFA　02.199

血清总蛋白　serum total protein　02.110

血栓性静脉炎　thrombophlebitis　04.132

血糖负荷　glycemic load, GL　03.026

血糖[生成]指数　glycemic index, GI　03.025

*血纤蛋白　fibrin　05.050

*血纤蛋白原　fibrinogen　05.049

血胸　hemothorax　04.139

循证医学　evidence-based medicine, EBM　05.083

循证营养支持　evidence-based nutrition support
　　01.073

Y

压疮　pressure ulcer, pressure sore　04.130

*压力性溃疡　pressure ulcer, pressure sore　04.130

亚甲蓝　methylene blue　04.173

亚麻酸　linolenic acid　02.175

亚硒酸钠　sodium selenite　04.071

亚硝酸盐中毒　nitrite poisoning　05.059

亚油酸　linoleic acid　02.176

烟酸　nicotinic acid　02.189

*烟酸缺乏症　nicotinic acid deficiency, nicohric acid
　　deficiency　02.190

烟酰胺腺嘌呤二核苷酸　nicotinamide adenine
　　dinucleotide, NAD　02.229

烟酰胺腺嘌呤二核苷酸磷酸　nicotinamide adenine
　　dinucleotide phosphate, NADP　02.230

严重不良事件　serious adverse event, SAE　05.117

炎[症]性肠病　inflammatory bowel disease　04.099

炎症因子　inflammatory factor　01.061

研究方案　protocol　05.074

研究者手册　investigator's brochure　05.075

*羊油酸　caproic acid　02.171

阳性预测值　positive predictive value, PPV　05.162

氧化　oxidation　03.017

氧化磷酸化　oxidative phosphorylation　03.018

样本量　sample size　05.123

腰围　waist circumference　01.070

药理营养素　pharmaconutrient　01.011

药品不良反应　adverse drug reaction, ADR　05.118

药物敏感试验　drug sensitivity test　04.171

*要素膳　elemental diet　04.056

要素型肠内营养剂　elemental type enteral nutrition
　　04.056

叶黄素　lutein　02.216

叶酸　folic acid　02.197

液体比重测定法　hydrometry　05.042

液体比重计　hydrometer　05.041

*液体密度计　hydrometer　05.041

医学营养疗法　medical nutrition therapy, MNT
　　01.078

*医用食品　food for special medical purpose, FSMP
　　04.062

胰蛋白酶　trypsin　02.133

胰蛋白酶抑制剂　trypsin inhibitor　02.135

胰岛素　insulin　03.027

胰岛素强化疗法　intensive insulin therapy　04.162

胰岛素样生长因子　insulin-like growth factor, IGF　03.028

胰岛素指数　insulin index　03.029

胰淀粉酶　pancreatic amylase　03.030

胰高血糖素　glucagon　03.031

乙酰辅酶 A　acetyl coenzyme A, acetyl-CoA　02.232

异亮氨酸　isoleucine, Ile　02.073

*抑肽酶　trypsin inhibitor　02.135

益生菌　probiotics　04.067

*益生素　prebiotics　04.068

益生元　prebiotics　04.068

意向性[治疗]分析　intention-to-treat analysis, ITT analysis　05.166

意向性[治疗]人群　intention-to-treat population　05.167

阴性预测值　negative predictive value, NPV　05.163

营养　nutrition　01.012

营养不良　malnutrition　01.033

营养不良风险　malnutrition risk　01.014

*营养不良评定　malnutrition assessment　01.027

营养不良通用筛查工具　malnutrition universal screening tool, MUST　01.022

营养不良性角化过度　dystrophic hyperkeratosis　05.056

*营养不足　undernutrition　01.033

*营养不足评定　undernutrition assessment　01.027

营养风险　nutritional risk　01.013

营养风险筛查　nutritional risk screening, NRS　01.016

营养风险筛查 2002　nutritional risk screening 2002, NRS 2002　01.017

营养风险指数　nutritional risk index, NRI　01.024

营养干预　nutritional intervention　01.075

营养过剩　overnutrition　01.045

营养评定　nutritional assessment　01.027

营养筛查　nutritional screening　01.015

营养素　nutrient　01.005

营养素密度　density of nutrient, nutrition density　05.015

营养素生理需要量　nutritional physiological requirement　05.019

营养性缺铁性贫血　nutritional iron-deficiency anemia　05.057

营养学　nutrition, nutriology　01.002

营养诊疗　nutrition care　01.074

*营养支持　nutrition support　01.071

营养支持疗法　nutrition support therapy　01.071

营养支持团队　nutritional support team, NST　01.072

*营养支持小组　nutritional support team, NST　01.072

*营养质量指数　index of nutritional quality, INQ　05.015

营养状态受损评分　score of impaired nutritional status　01.018

应激　stress　04.142

应激性高血糖症　stress hyperglycemia　04.160

应激性溃疡　stress ulcer　04.146

硬脂酸　stearic acid　02.174

优势　odds　05.137

优势比　odds ratio, OR, dominance ratio　05.138

优效性试验　superiority trial　05.100

油酸　oleic acid　02.177

*游离脂肪酸　free fatty acid, FFA　02.169

有效性　efficacy　05.110

有氧呼吸　aerobic respiration　02.020

鱼油　fish oil　02.180

玉米黄素　zeaxanthin　02.215

*玉米黄质　zeaxanthin　02.215

*原发性营养不良　primary malnutrition　01.034

匀浆膳　homogenized diet　04.052

允许性低摄入　permissive underfeeding　01.092

*允许性摄入不足　permissive underfeeding　01.092

运铁蛋白　transferrin　05.063

运铜蛋白　transcuprein　05.064

Z

再喂养综合征　refeeding syndrome　04.149

早期肠内营养　early enteral nutrition, EEN　01.085

增量成本–效果比　incremental cost-effectiveness ratio,

*甾醇　sterol　02.148

*甾体　steroid　02.147

*甾族化合物　steroid　02.147

iCER 05.175

兆焦 megajoule 02.004

蔗糖 sucrose 02.043

*针刺导管空肠造口术 needle catheter jejunostomy, NCJ 04.041

真实世界研究 real-world study, RWS 05.089

*真阳性率 true positive rate, TPR 05.160

*真阴性率 true negative rate, TNR 05.161

整蛋白型肠内营养剂 intacted protein enteral nutrition 04.057

正氮平衡 positive nitrogen balance 03.041

正态分布 normal distribution 05.130

支链氨基酸 branched chain amino acid, BCAA 02.097

知情同意 informed consent 05.082

脂代谢 lipid metabolism 03.052

脂蛋白 lipoprotein 03.053

脂蛋白脂肪酶 lipoprotein lipase 03.060

*脂肪 fat 02.140

脂肪酶 lipase 03.061

脂肪平衡研究 fat balance study 03.064

脂肪乳 fat emulsion 04.026

脂肪酸 fatty acid 02.154

ω-3 脂肪酸 omega-3 fatty acid, ω-3 fatty acid 02.164

ω-6 脂肪酸 omega-6 fatty acid, ω-6 fatty acid 02.165

ω-9 脂肪酸 omega-9 fatty acid, ω-9 fatty acid 02.166

脂肪酸合成酶 fatty acid synthetase, FAS 03.062

脂肪组织 adipose tissue, fat mass 01.055

*脂类 lipid 02.139

脂溶性维生素 fat-soluble vitamin 02.183

脂质 lipid 02.139

脂质过氧化 lipid peroxidation 03.063

直接测热法 direct calorimetry 05.037

p 值 *p* value 05.149

植酸 phytic acid 02.282

植物雌激素 phytoestrogen 02.283

植物固醇 phytosterol 02.151

植物化学物质 phytochemicals 02.284

*植物甾醇 phytosterol 02.151

指南 guideline 05.077

*指征 indication 04.075

志愿者 volunteer 05.079

制定指南的指南 guideline for guideline constitution/amendment 05.076

质量控制 quality control 05.120

质量调整生命年 quality-adjusted life year, QALY 05.180

秩次 rank 05.127

秩和检验 rank sum test 05.147

置管相关并发症 insertion-related complication 04.126

中长链脂肪乳 medium-chain triglyceride/long-chain triglyceride fat emulsion, MCT/LCT fat emulsion 04.028

中度脱水 moderate dehydration 03.092

中链甘油三酯 medium-chain triglyceride, MCT 02.141

中链脂肪酸 medium-chain fatty acid, MCFA 02.161

中密度脂蛋白 intermediate density lipoprotein, IDL 03.056

中期分析 interim analysis 05.115

中心静脉 central vein 04.006

中心静脉导管 central venous catheter, CVC 04.008

中心静脉血栓形成 central venous thrombosis 04.127

*中心静脉营养 central parenteral nutrition, CPN 04.005

*中性脂肪 neutral fat 02.140

终点 endpoint 05.105

终端滤器 terminal filter 04.016

肿瘤坏死因子 tumor necrosis factor, TNF 02.274

重度脱水 severe dehydration 03.093

*周围静脉营养 peripheral parenteral nutrition, PPN 04.001

主观全面评定 subjective global assessment, SGA 01.030

*主观整体评定 subjective global assessment, SGA 01.030

主要结局 primary outcome 05.106

转氨基作用 transamination 05.047

*转铁蛋白 transferrin 05.063

*转铜蛋白 transcuprein 05.064

转脱氨基作用 transdeamination 05.048

缀合蛋白质 conjugated protein 02.067

*滋养型肠内营养 trophic enteral nutrition 01.091

*滋养型喂养 trophic feeding 01.091

自发性味觉减退 idiopathic hypogeusia 04.114

综合征 syndrome 04.079

（R-8197.31）

ISBN 978-7-03-061631-9

定 价：120.00 元